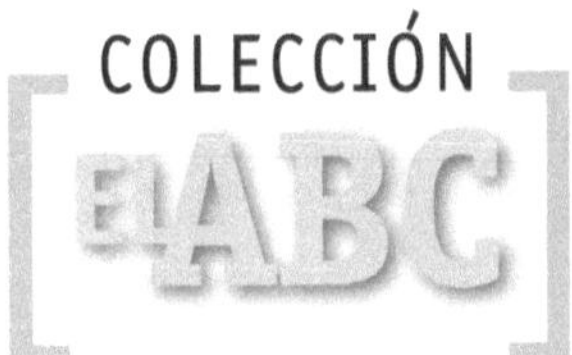

Maquillaje

TIPS Y SECRETOS PARA UTILIZAR AL MÁXIMO
CADA PRODUCTO DE COSMÉTICA

BASES . LABIOS . OJOS Y PESTAÑAS

Verónica Lanz
   El ABC maquillaje. - 1a ed. - Buenos Aires : Dos Tintas
, 2013.

1. Cuidado Personal. 2. Maquillaje. I. Título.
CDD 646.72

ÍNDICE

INTRODUCCIÓN

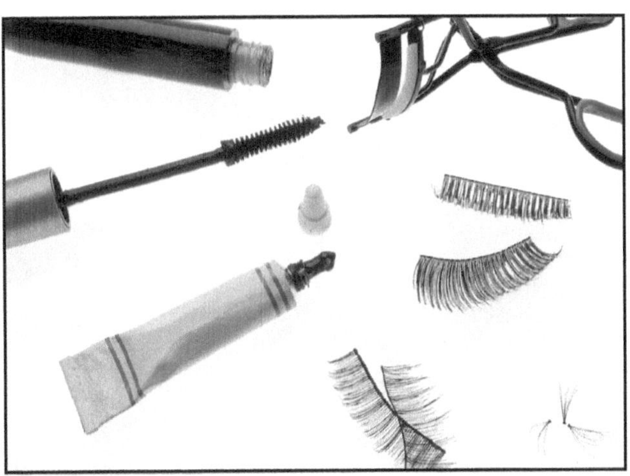

[INTRODUCCIÓN]

El objetivo de este libro es guiar a la mujer actual frente a los desafíos del siglo XXI que le imponen el cuidado y la producción de su imagen día tras día. Las exigencias de la vida laboral, social, afectiva, e incluso familiar le demandan que sea una mujer adaptable, activa, segura de sí misma, vital, productiva y que, además, su imagen sea la adecuada. Y muchas veces las mujeres no dedicamos tiempo al cuidado de nuestra piel, o la revalorización de nuestra imagen, que podemos lograr con el uso del maquillaje.
A veces no somos lo suficientemente atentas a cómo mejorar nuestro aspecto, a cómo corregir nuestros defectos, o a cómo resaltar las partes más bellas de nuestro rostro. Por eso, los consejos y tips descritos en estas páginas tendrán como objetivo orientar a la mujer en la preparación de la piel y la aplicación de diferentes productos de maquillaje para lograr resultados excelentes. Para empezar, vamos a ver cómo podemos conocer mejor nuestro tipo de piel.

La mayoría de nosotras sabemos bien qué tipo de piel tenemos. Pero para algunas personas no es tan fácil determinar su tipo de piel, sea porque tienen un tipo no tan claro de determinar o porque no conocen las herramientas que nos ayudan a brindar un diagnóstico acertado. Con la edad nuestra piel cambia y a veces nuestro tipo de piel también cambia. Por esta razón es necesario cambiar los productos de belleza que usamos a medida que los años pasan.

La piel grasa

Se caracteriza por el brillo, la presencia constante de puntos negros y los poros dilatados.

La piel seca

La piel seca tiene poros pequeños, es suave y casi nunca presenta granitos ni puntos negros. Si no se le dan cuidados apropiados presenta una apariencia quebradiza y frágil.

La piel sensible

Es difícil caracterizar este tipo de piel. Puede presentar capilares rotos, vasos sanguíneos visibles o áreas secas que se irritan fácilmente.

La piel normal

Se caracteriza por el balance de grasa y sequedad. Las espinillas y los puntos negros no son frecuentes ni comunes. Este tipo de piel es firme y tiene poros pequeños o medianos.

La piel mixta

Este tipo de piel se identifica por la famosa zona T (frente, nariz y barbilla). Es fácil de identificar por sus marcadas secciones grasas y secas.

CÓMO EMPLEAR LAS BASES DE MAQUILLAJE

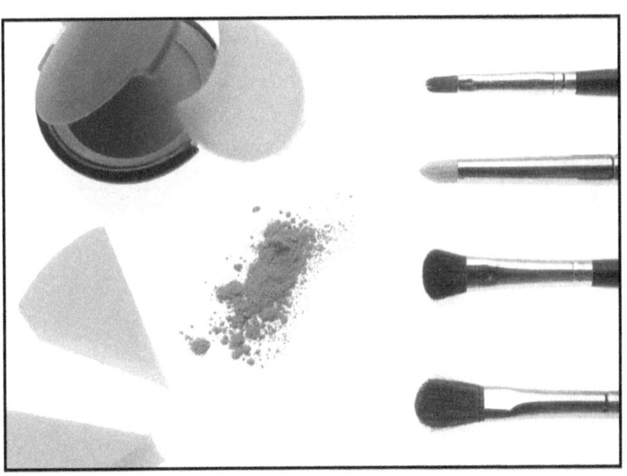

CÓMO EMPLEAR LAS BASES DE MAQUILLAJE

La base es, como su nombre lo indica, el sustrato de todo buen proceso de maquillaje. Tiende a emparejar el color, la apariencia y la textura de la piel, logrando que aparezca más luminosa y seductora.

Ya hemos descrito anteriormente los distintos tipos de cutis que podemos poseer. Esto nos orientará sobre cuál será la consistencia o textura de la base que usemos. Así, si tenemos piel normal o seca, podemos usar una base que contenga productos emolientes; si es grasa lo mejor es elegir una a base de agua, no aceitosa; en caso de que tengamos cutis de tipo mixto, debemos experimentar y determinar cuál es la mejor según la distribución de las áreas grasas de nuestra piel. En cuanto al modo de aplicación y la textura, colocaremos una base extremadamente liviana si poseemos un cutis claro, sin manchas ni granitos. Para cubrir las imperfecciones podemos probar con una más espesa para dar uniformidad tanto a la superficie como al color. Recomendamos, no obstante, no utilizar bases de consistencia pesada, porque tienden a mostrar nuestra piel más envejecida, marcando más las líneas de expresión.

Recordemos que las funciones de las bases de maquillaje son fundamentalmente las de neutralizar, unificar y conservar el matiz de nuestra piel, emparejándolo y tornándolo más luminoso. Y lo mejor que podemos conseguir es estar maquilladas sin que se note, es decir, que nuestra piel aparezca fantástica como por naturaleza, y no porque nosotras la hemos ayudado un poquito.

LA BASE PARA PIEL NORMAL

La base ideal para el cutis normal es aquella que no contiene ingredientes emolientes ni oleosos. De todos modos, las que poseen piel normal pueden permitirse además el lujo de aplicarse bases de agua, aceite o geles.

LA BASE PARA CUTIS SECO

Las bases ricas en emolientes evitan la pérdida de humedad y frescura características de la piel seca.

LA BASE PARA CUTIS GRASO O MIXTO

Para este tipo de cutis recomendamos ante todo utilizar una base humectante líquida que controle el exceso de grasa; las de tono mate, por ejemplo, contienen una especie de talco que neutraliza el aceite de la piel, además de una gran cantidad de agua y una textura que ayuda a cubrir las imperfecciones del rostro.

EL USO DE LA BASE

Debemos tener presente que los tonos oscuros y mates hunden y minimizan el área donde se aplican, por lo cual solo deben usarse para este propósito o para dar contorno a las facciones. Los colores claros y brillantes, en cambio, destacan las zonas en donde son aplicados. El maquillaje ideal logra total balance entre estos dos tonos, si conseguimos aplicarlo sabiamente. Pero hay algunos tips que no debemos olvidar:

-El color de la base debe ser lo más parecido posible al de nuestra piel. Para evitar equivocaciones a la hora de comprarla, no la debemos probar en el dorso de la mano, como se suele hacer, porque el tono de la mano y el del cuello y rostro muchas veces es diferente. Lo que debemos hacer es probar un poquito sobre el hueso de la mandíbula, esfumándola muy bien.

-Para lograr un acabado natural, en vez de colocar la base con los dedos, lo haremos con una esponjita.

-Para que el humectante no dé mucho brillo a nuestra cara, o para que la base no se corra, presionaremos la piel con un papel tissue antes de aplicar el maquillaje.

-Para eliminar el brillo de la cara utilizaremos, al final, polvo volátil o compacto, aplicándolo con una brocha o una mota de algodón totalmente limpia.

¿CÓMO SE APLICA LA BASE DE MAQUILLAJE?

El primer paso para la correcta aplicación de la base de maquillaje es haber limpiado y tonificado la piel. Esto se realiza de la siguiente manera.

• Por la noche, hemos retirado hasta la última gota de maquillaje antes de acostarnos (este es un requisito INELUDIBLE, no importa lo cansadas que estemos, si queremos evitar el envejecimiento prematuro y la oxidación de nuestra piel), usando cremas o leches de limpieza adecuadas.

• Posteriormente hemos aplicado una loción tonificante (o la crema antiage de acción nocturna, de excelente calidad que usamos de manera habitual. Recordar siempre que la elección de un cosmético antiage es sumamente importante, que depende de nuestra edad y de nuestro tipo de piel y que entonces debemos consultar a un especialista que nos oriente. Y, si podemos, no debemos reparar en gastos, porque es un material que se incorpora a nuestro organismo).

• A la mañana, antes de maquillarnos, exfoliaremos suavemente la piel. Esto se realiza con un cepillo de cerdas suaves, que se pasará sobre el rostro con suaves movimientos circulares. La idea es hacerlo hasta que la piel tenga un saludable tono sonrosado, lo que indica que se han desprendido las células muertas y se ha reactivado la circulación, pero nunca un color rojo intenso. Hay que cuidar de no dañar el cutis ni lesionar los tejidos: debe tratarse de un suave masaje estimulante.

• A continuación, aplicaremos una crema nutritiva o humectante de uso de día, esto quiere decir, que se absorba rápido y permita la posterior aplicación de la base de maquillaje.

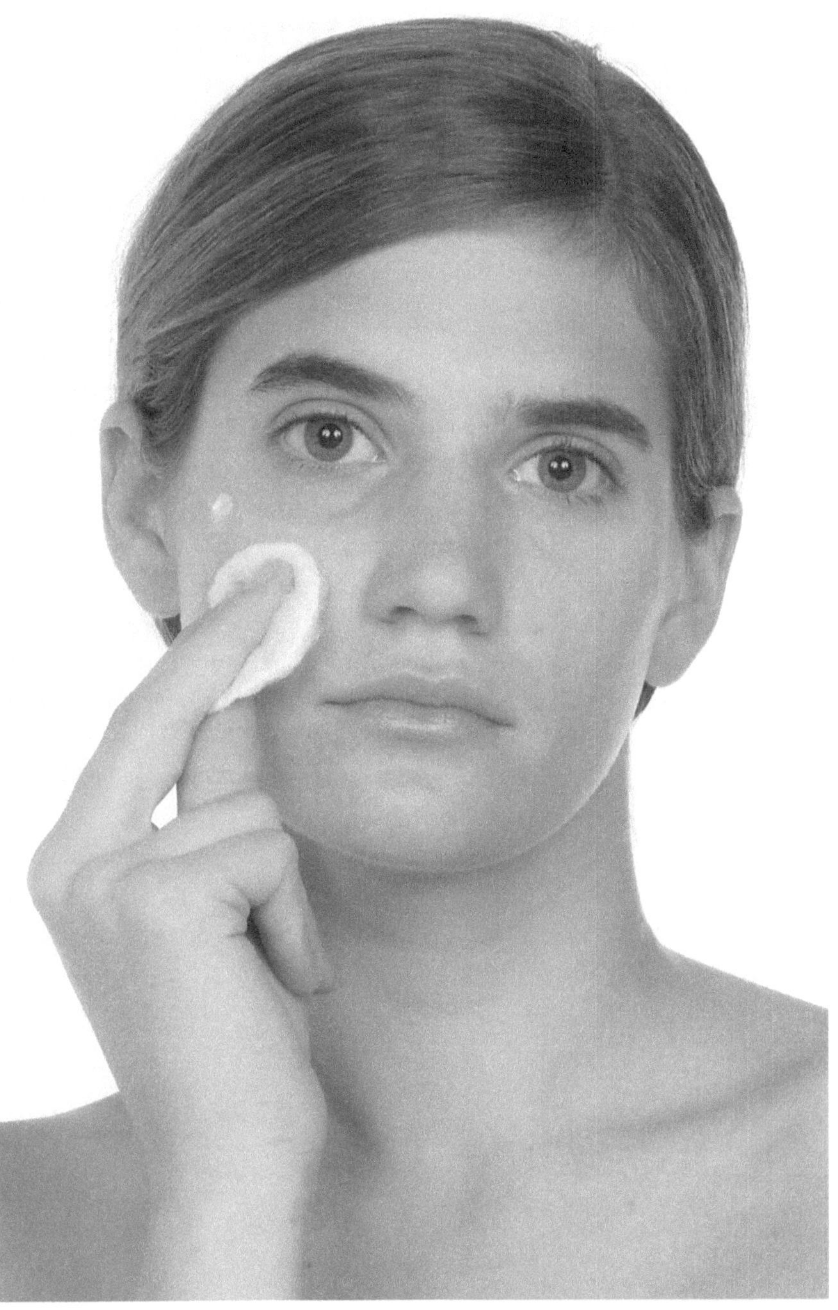

LUEGO APLICAMOS LA BASE DEL MAQUILLAJE

• Cuando se trata de base líquida, puede aplicarse con una brocha, una esponja o con las yemas de los dedos. Lo usual es colocar pequeños puntos del producto en la frente, ojeras, mejillas y mentón, para después extenderlos con movimientos rápidos, circulares y ascendentes, preferiblemente con los mismos dedos o una esponja de látex seca. Cabe destacar que los maquillajes grasos deben agitarse antes de ser utilizados porque tienden a disgregarse. Añadirles unas gotas de astringente ayudará a hacerlos mate disminuyendo la grasa. Si se trata de una base compacta se aplica con una esponja mojada, que al humedecerla, debe correr fácilmente sobre el producto, para luego motearlo sobre el rostro y difuminar.

• La difuminación es un paso esencial para culminar correctamente la aplicación. Se recomienda utilizar el dedo más suave de la mano, humedeciéndolo si es necesario, para eliminar y uniformar rayitas en el cutis sin diluir la base. No olvidar cuello y orejas si queremos obtener un resultado más natural, para evitar límites notorios en el contorno de la cara y diferencias de colores. Incluso, en algunos casos, el maquillaje puede extenderse hasta donde lleguen el escote y los hombros.

Debemos recordar que si colocamos una excesiva cantidad, o no la esfumamos correctamente, estaremos dando a nuestra piel un aspecto artificial y pesado, lo que nos avejenta y afea.

CÓMO LOGRAR UN ROSTRO PERFECTO CON EL USO DE LA BASE

De acuerdo con la forma de nuestro rostro (ovalado, cuadrado, redondo, alargado o triangular) con el uso de la base podemos, de algún modo, modelar y esculpir los contornos de la cara para perfeccionarla.

El rostro ovalado

El rostro ovalado es el rostro perfecto. Y podemos resaltar esta perfección.

¿Un truco? Nos ponemos frente al espejo e imaginamos nuestra cara como un óvalo. A continuación, lo que "nos sobra" del óvalo va a ocultarse (mejor dicho, disimularse) usando una base de color más oscura y lo que falte en el óvalo lo vamos a resaltar con una base de tono más claro.

Para el rostro cuadrado

En el rostro cuadrado se ovala la cara con un pincel y se aplica un color oscuro (que puede ser polvo volátil) en la parte de la mandíbula que sobresale, lo que debemos hacer con una brocha ancha, para que los toques se difuminen y darle una apariencia más suave a las aristas óseas del rostro. Utilizaremos una base de tono más oscuro para que angoste la forma del rostro. No debemos olvidarnos del cuello, que, por lo general, en este tipo de rostro, es ancho: colocaremos líneas verticales gruesas y oscuras a los lados para angostarlo, esfumando con cuidado.

Para el rostro redondo

El rostro redondo se ovala aplicando la base en tono más oscuro formando dos líneas verticales a los lados de la cara y esfumándolas suavemente hacia el centro (recordemos siempre que los tonos oscuros "achican").

Para el rostro alargado o triangular

Acá colocaremos a los lados de la frente dos líneas verticales en un tono más oscuro para angostar. La base que elegiremos para este tipo de rostro será un tono más clara que la piel, porque si es más oscura corremos el riesgo de adelgazarlo más.

Este rostro, por lo general, tiene el cuello largo; se debe aplicar a los lados de este color claro para ensancharlo, un procedimiento inverso al que hemos hecho con el rostro cuadrado.

POLVOS VOLÁTILES Y COMPACTOS

Los polvos son el complemento perfecto de correctores y bases, porque actúan como fijadores y dan un acabado mate a la piel eliminando su brillo. Compactos o translúcidos, protegen el maquillaje y pueden ser retocados durante el día. Usarlos previamente facilitará la aplicación uniforme del resto de los cosméticos.

Además de los volátiles y compactos, hay variedad de polvos iridiscentes, indicados para cutis graso y acabados luminosos; los polvos bronce, que proporcionan un tono dorado al rostro; y los polvos brillantes o perlados, ideales para realzarlo.

Para realizar un maquillaje completo es necesario aplicar los tres productos: corrector, base y polvo (de los correctores hablaremos más adelante).

Tonalidades

Elegir el tono indicado de correctores, bases y polvos es, quizás, el paso más importante y el secreto del éxito en el proceso de maquillaje. Lo ideal es escoger los colores que mejor combinen con la piel. Y mejor aún, si nuestro presupuesto lo permite, es poseer dos o tres tonalidades diferentes para que, al mezclarlas, podamos acercarnos a nuestro mejor tono natural. Al momento de comprarlos no hay que olvidar estos tips:

• Comprar un tono más claro y uno más oscuro para combinarlos y crear efectos.

• Recordar probar el tono no sobre la mano sino, si es posible, sobre el rostro (cuando se trata de polvos para el rostro, lo ideal es probarlos sobre la nariz o la frente).

• Al momento de la elección procurar luz natural (la del día) o estar frente a un espejo bien iluminado.

• Los colores elegidos deben respetar al máximo el tono de piel, recordemos que no pretendemos aclarar ni oscurecer nuestra tez con ellos, sino brindar un tono uniforme.

• Los colores justos evidenciarán las atractivas ventajas de estos cosméticos; la idea es tapar sin que se note y, con el tono correcto, unos pocos toques serán suficientes para lograrlo.

¿CÓMO APLICARLO?

• El polvo compacto, que es tonalizado, se aplica con una esponja seca, moteándolo sobre el rostro para sellar las correcciones y la base aplicada. No es recomendable que la esponja sea aterciopelada, ya que suele soltar demasiado polvo y absorbe el maquillaje manchando y veteando la piel. Los compactos son perfectos para retocar durante el día, pero hay que tener cuidado con el exceso en su aplicación, porque pueden acentuar las líneas de expresión y crear un efecto de envejecimiento.

• El polvo translúcido o volátil se aplica con una brocha ancha, sacudiéndola para evitar una distribución irregular. Usarlo en el puente de la nariz y debajo del labio inferior destacará sutilmente el acabado de estas zonas. Un truquito: si colocamos polvo translúcido debajo de los ojos, éste recogerá la sombra y la máscara para pestañas que se desprendan al momento del maquillaje, lo que nos permitirá luego eliminarlos fácilmente con la brocha.

LOS RETOQUES

Retocar el maquillaje es un hábito frecuente y necesario durante el día, y para hacerlo solo basta con motear polvo compacto o translúcido –colocando un tono más claro debajo de los ojos– sin aplicar nuevamente la base. Con polvos ligeros y finos se puede retocar el arreglo cuantas veces se requiera para disipar brillos sin marcar el rostro. En cambio, nunca se debe colocar base sobre base para no empastar ni recargar (en caso de ser necesario, el consejo de los maquilladores profesionales es eliminarla completamente y volver a aplicarla).

TIPS GENERALES SOBRE EL USO DE BASES Y POLVOS

• Si por diversas razones necesitamos hacer todos los días un maquillaje completo, no nos cansaremos de repetir que lo aconsejable es invertir en productos de buena calidad para no dañar el cutis. Existen diversas opciones ajustadas a cada bolsillo.

• Si estamos usando protector solar o ampollas para las líneas de expresión, es recomendable aplicarlos una hora antes del maquillaje para no afectar la colocación uniforme de bases y polvos.

• Al hacer ejercicios o estar en la playa no conviene utilizar estos cosméticos, pues al transpirar se pueden sellar los poros y provocar entonces acné o espinillas. El uso único de brillos labiales y máscara de pestañas es la opción para estos casos. Y una piel hidratada y limpia como base.

• Es preciso remover el maquillaje antes de ir a la cama. Las toallitas desmaquillantes facilitan la tarea sin maltratar el rostro, así como otras múltiples opciones disponibles en el mercado. Usar agua y jabón neutro, posteriormente, es obligatorio para eliminar restos. Una buena loción tonificante nos dejará la piel lista para el descanso.

• En pieles jóvenes no hay problema con la aplicación frecuente de bases y polvos. A partir de los 40, cuando hay arrugas finas, se recomienda aplicar corrector en los surcos y una capa delgada de base líquida —que puede diluirse con unas gotas de crema humectante— o polvos translúcidos en el resto de la cara.

• Después de los 50 años, lo aconsejable es aplicar un corrector cremoso seguido de polvo ligero, o colocar base líquida por zonas (nariz, mentón, frente).

UNA HERRAMIENTA MÁGICA: EL CORRECTOR

Tenemos al alcance de nuestra mano la herramienta ideal para corregir los gestos de cansancio, los granitos, las pequeñas marcas o cicatrices, en definitiva, todo aquello que afea nuestra piel y la hace aparecer imperfecta. Esta herramienta casi mágica es el corrector. Con pequeñas cantidades desaparecen granos, marcas de nacimiento, venitas, ojeras y enrojecimientos. Resulta muy efectivo porque es más denso y, por lo tanto, más permanente. Los hay en muchos tonos: blanco, oscuro, rosado, dorado, e incluso verde. Habitualmente lo colocamos en las áreas oscuras que el cansancio marca bajo los ojos, o en las manchas o áreas oscurecidas que se encuentran alrededor de los labios y la nariz. ¿Un truco para identificar esas zonas de la cara que tienen mayor pigmentación y que queremos disimular? Frente a un espejo con el pelo recogido bajamos el mentón y desde allí nos miramos. En esta posición es más fácil ver dónde tenemos áreas oscuras, por el contraste con la luz.

Una vez que hemos estudiado con detenimiento nuestro rostro y sabemos en qué zonas debemos disimular el tono de nuestra piel, lo aplicaremos con un pincel o con una esponjita de maquillaje.

ALGUNOS TIPS SOBRE EL USO DEL CORRECTOR:

• Es muy importante no aplicar corrector en zonas donde no lo necesitemos, pues su exceso creará una apariencia artificial.

• Si tenemos algún granito o barrito, lo mejor es aplicar corrector directamente sobre él, un pequeño toquecito de lápiz corrector, o una gotita, si se trata de corrector líquido.

• Los correctores en forma de lápiz o de crayón cubren más y son más fáciles de aplicar y de llevar en la cartera.

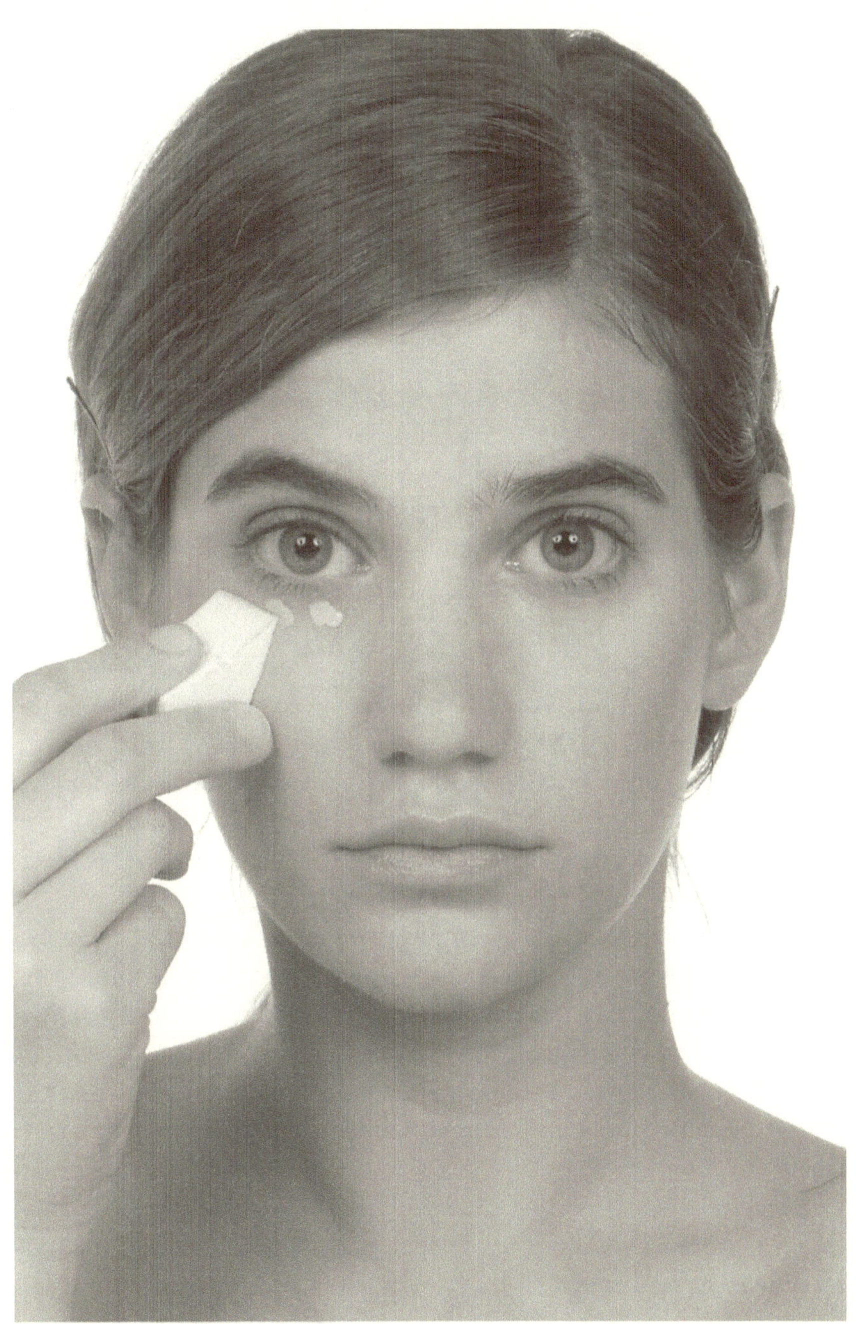

• Para elegir nuestro tono de corrector, debemos buscar uno que sea dos tonos más claros que nuestra piel.

• Si poseemos una piel con mucha pigmentación rosada u olivácea podemos usar un corrector en tonos verdosos. El verde neutraliza el color cubriendo mejor, pero no debemos usar verde en áreas que no necesitamos cubrir, porque creará más sombras.

• En la actualidad la moda determina que se usen los de tono más opaco y ligeramente secos, ya que adhieren mejor a la piel sin borrarse o perder intensidad fácilmente.

-Nunca debe cubrirse toda la cara con corrector, solo las zonas que queremos corregir, precisamente.

-Para eliminar ojeras, aplicaremos en forma de puntos la crema correctora a lo largo de los párpados inferiores y la esfumaremos con la ayuda de una esponjita.

-Siempre debemos difuminar los bordes, para luego, si es necesario, sellar con polvo volátil.

• Para colocarlo ligeramente, como es lo indicado, puede utilizarse un pincel de punta fina o las yemas de los dedos sobre las fallas detectadas. Lo conveniente es concentrarse en estas zonas, usando la suficiente cantidad para disimularlas.

• Una esponja de maquillaje es muy útil al momento de difuminar, extender o eliminar cualquier resto del producto.

• En la zona inferior de los ojos, que generalmente tiende a ponerse azul o violeta, los colores rosa pueden dar un tono grisáceo, por lo que sugerimos los de base dorada, que contrarrestan mejor las ojeras proporcionándoles un aspecto más natural.

• El corrector, además, es útil para aclarar o diluir la aplicación de otros productos como sombras y coloretes líquidos o en crema, y pinturas de labios.

• También puede usarse indicado para tapar las odiosas marcas de trajes de baño, o si tenemos la piel arrebatada por el sol, seguido de polvos sueltos que reducen su espesor.

LOS LABIOS

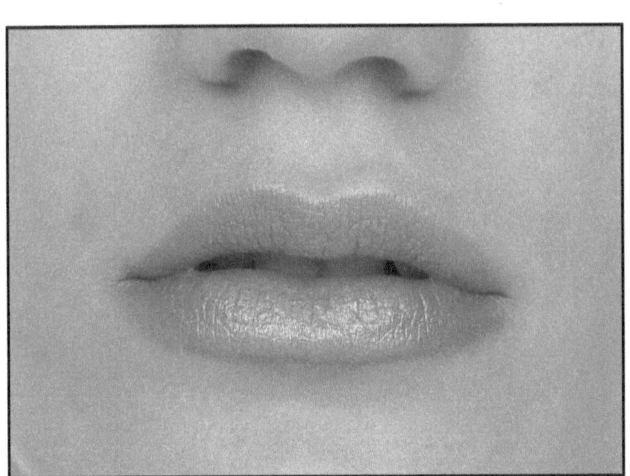

LOS LABIOS

APLICACIÓN Y FIJACIÓN DEL LABIAL

Todas las mujeres prestamos especial atención a la boca a la hora de maquillarnos.

No solo queremos ponernos un poco de color en los labios: queremos que éstos destaquen en nuestro rostro. Y que su apariencia dure, aún después de beber, comer, fumar (e incluso besar). Y si bien los colores se van modificando según las tendencias, hay una serie de pasos a seguir para la aplicación del rouge y para garantizar su durabilidad:

-Primero aplicaremos un poquito de corrector sobre los labios, y luego, al maquillar el rostro en general, aplicaremos sobre ellos la misma base de maquillaje: esto borra su forma para poder rediseñarlos después.

-Luego les aplicaremos, con una brocha ancha, un poco de polvo volátil (este es un paso ineludible para el fijado del rouge).

-Con un delineador, en la misma gama del rouge, apenas un tono más oscuro, perfilaremos los labios, dándoles la forma que nos resulte más adecuada (más adelante veremos los distintos tipos de boca y cómo maquillar cada uno). La línea debe ser sutil y debe posteriormente esfumarse con el contenido: nunca debe verse como una raya (eso se usó en los ochenta y ya no se usa más). Con el uso de este lápiz podemos darle a nuestra boca la forma deseada. Pero cuidado, se trata de potenciar las formas naturales de nuestra boca, y no de dibujar la boca de una extraña.

-Luego aplicamos el color (la mejor forma es tomar de la barra de labios el color con un pincel y rellenar pacientemente el interior de los labios, partiendo desde el centro de la boca hacia los extremos. Esto permite mayor precisión y control de la intensidad del color, y es uno de los secretos –confesados– de los grandes maquilladores.). Luego los secaremos presionando con un pañuelo de papel.

-Aplicaremos de nuevo polvo volátil con la brocha ancha, limpiando solo lo que se deposite fuera de los labios (este es el paso fundamental para que el maquillaje de nuestros labios sobreviva a una jornada laboral o a una fiesta).

-Repasamos de nuevo el color, ahora sí usando el lápiz labial.

-Si queremos una boca más insinuante y con más brillo, colocaremos apenas, en el centro del labio inferior, una pincelada de gloss, o brillo labial incoloro. Esto resaltará el aspecto de nuestra boca y lo podremos retocar las veces necesarias, sin riesgo de afectar el conjunto del maquillaje.

Si seguimos estos pasos, que al principio pueden resultarnos dificultosos, pero que con la práctica podemos transformarlos en algo natural, habremos conseguido una parte esencial de nuestro arreglo personal: una boca perfecta y que dure por horas.

TIPS PARA AUMENTAR EL VOLUMEN DE LOS LABIOS

La moda de las últimas dos décadas, por lo menos, y la tendencia sigue, indica que una boca más carnosa y seductora debe ser nuestra meta y

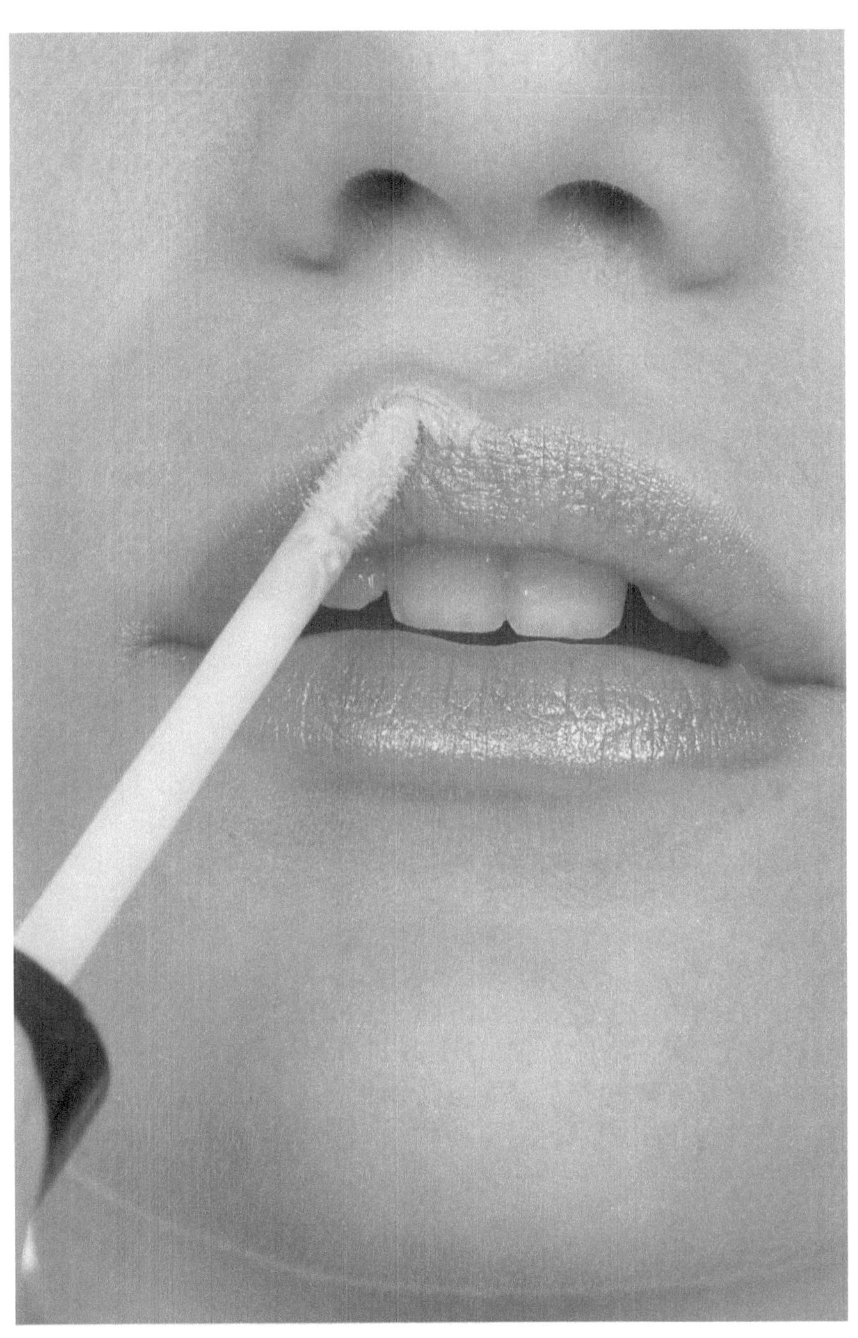

nuestro sueño. Es que no hay duda de que los labios son auténticas armas de seducción. Y para conseguir una boca espléndida no nos hace falta pasar por las manos del médico estético y podemos evitar, también, los riesgos que esto último implica: quedar con los labios que parecen riñones no es una meta deseable. Una boca seductora y de aspecto natural puede conseguirse solo con la ayuda de algunos trucos y algunas técnicas que detallaremos a continuación:

-Tener la boca siempre bien hidratada mediante cremas y bálsamos ayuda a realzar su volumen. Existen productos específicos que pueden potenciar su carnosidad si se aplican con regularidad.

-Dibujar el contorno de los labios ligeramente por fuera ayuda a hacerlos parecer más grandes. Para hacerlo sin que resulte obvio, debe aplicar un poquito de base también por encima, para disimular el delineado de los labios, y después, dibujar con un delineador del mismo color de su labial, pero sin que resulte excesivo. Es importante recordar que solo podemos resaltar o disimular un poco la forma, no debemos intentar dibujar una boca nueva.

- El color también ayuda a jugar con el volumen. Los tonos oscuros (violetas, rojos profundos) hacen destacar la boca, con lo cual puede parecer más grande, pero son desaconsejables para labios muy finos, que se ven más favorecidos por los tonos que se funden con el tono natural de la piel (tostados, rosas suaves). Un suave toque de brillo en el labio inferior aumenta el labio, y lo hace parecer más carnoso.

-Las texturas brillantes y/o cremosas transmiten sensación de sensualidad, mientras que los tonos mates resultan más elegantes.

-Un truco sencillo para aumentar la carnosidad de los labios es éste: marcar el arco de cupido (que es esa curva del centro del labio superior), con un suave toque de lápiz blanco o incluso de corrector de ojeras y veremos inmediatamente cómo nuestra boca parece más atractiva.

TIPS PARA CONSEGUIR UNA BOCA PERFECTA

Según nuestro tipo de boca, piel, pelo, tono y efectos que estemos tratando de obtener, podemos apelar a distintas técnicas para poseer la boca más seductora de todas. Esta serie de trucos sencillos y fáciles de seguir nos ayudarán a conseguir la boca más sensual y atractiva.

-Primer paso (y esto corre para todos los efectos que describiremos después): frotaremos suavemente los labios con un cepillo de dientes seco. Al activar la circulación y eliminar células muertas la textura de la piel mejora mucho. Atención: hacerlo con suavidad, porque debemos intentar no dañar esta delicada piel.

-Si nuestros dientes no son del todo blancos, debemos evitar los colores apagados o cálidos.

-Un truco fácil, si queremos que nuestros labios aparenten ser más gruesos, es aplicar un toque de corrector de ojeras en el centro de la boca ya maquillada.

-Si nuestros labios tienen una expresión triste podemos borrar la forma "caída" de las comisuras con maquillaje o corrector y a continuación perfilar el labio inferior levantando la comisura y el labio superior, sin llegar al final.

-Si poseemos por naturaleza labios redondeados podemos considerarnos muy afortunadas, porque son muy atractivos: para acentuar su forma infantil podemos remarcar con delineador su curva y rellenarlos con color (con un pincelito fino, como ya dijimos antes), aplicando en el centro un tono claro y luminoso.

-Las fórmulas mates duran más que las texturas cremosas. A mayor brillo, menor duración.

-Siempre que usemos un lápiz delineador de labios, éste debe tener la punta en óptimas condiciones (para pasar por el borde de la boca el cosmético y no astillitas de madera o plástico).

-Un labial adecuado debe contener por lo menos un 20% de cera, tener pantalla o protección solar, hidratación y vitaminas A y E.

-Podemos acentuar los labios, una vez pintados, con gloss, o brillo, que además de transparente, puede encontrarse en varios tonos.

TIPS PARA CORREGIR LA FORMA DE LO LABIOS CON MAQUILLAJE

PARA LABIOS MUY GRUESOS

-Preparamos la piel de alrededor de la boca, en conjunto con la piel del rostro, aplicando corrector y base, de modo que los labios queden maquillados del color del resto de rostro. Fijamos con polvo volátil.

-Delineamos el contorno de la boca con un lápiz de tono similar al que usaremos para rellenar después, siguiendo la línea natural de los labios, pero por adentro, no solo sin excedernos del límite sino dibujándola.

-Rellenamos los labios con un pincelito, tomando el color del lápiz labial. Secamos los labios aplicando una servilleta de papel sobre los mismos y aplicando un poquito de polvo volátil encima.

-Volvemos a aplicar rouge.

-Si lo deseamos, podemos aplicar un poquito de gloss (brillo labial) en el centro de la boca.

PARA LABIOS DEMASIADO FINITOS

-Preparamos la piel de alrededor de la boca, en conjunto con la piel del rostro, aplicando corrector y base, de modo de que los labios queden maquillados del color del resto de rostro. Fijamos con polvo volátil.

-Delineamos la boca normalmente, tendiendo a hacer el trazo por fuera, al revés que lo que aconsejamos con los labios gruesos, pero interrumpimos el delineado antes de llegar al extremo de la comisura.

-Unimos el delineado de los labios de abajo, con el de arriba, y así le damos a los labios una apariencia sutilmente redondeada.

-Rellenamos los labios con un pincelito, tomando el color del lápiz labial. Secamos los labios aplicando una servilleta de papel sobre los mismos y aplicando un poquito de polvo volátil encima. No aconsejamos el uso de tonos demasiado oscuros ni brillantes, porque tienden a "achicar".

-Volvemos a aplicar rouge.

-Si lo deseamos, podemos aplicar un poquito de gloss (brillo labial) en el centro de la boca.

EL CUIDADO DE LOS LABIOS

La piel de los labios es extremadamente frágil y sensible a los cambios climáticos y a los efectos del sol. No pueden autohidratarse, como otras zonas de la piel, ya que no poseen glándulas sebáceas. Tampoco poseen ni melanina (razón por la que no se broncean), lo que los deja casi desprotegidos. ¿El resultado? Se cuartean y agrietan a la menor provocación, como puede ser su contacto con el aire del invierno, o la exposición al sol. Otros factores pueden también pasparlos y lastimarlos, si no están debidamente protegidos.

Para un cuidado diario nada mejor que las viejas propuestas de nuestras abuelas: la manteca de cacao. Colocarnos un poquito cuando estamos recién levantadas garantiza la suavidad y la hidratación de nuestra boca. Y, además de sana, una boca hidratada es una boca más hermosa.

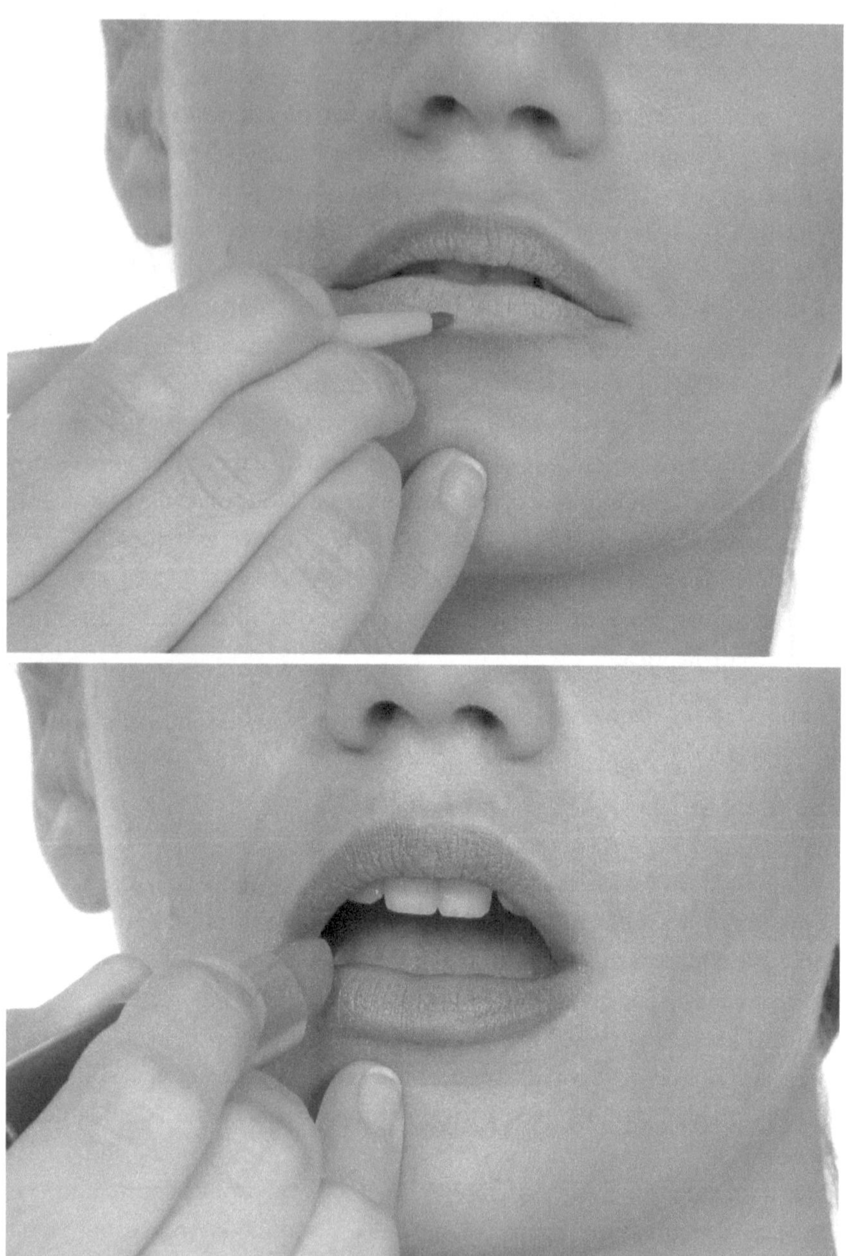

Otras cuestiones que deben tenerse en cuenta para el cuidado de la delicada piel de nuestros labios es la hidratación nocturna, mediante bálsamos hidratantes específicos para los labios. Si estamos al sol, es la zona del cuerpo que más pantalla solar necesita: hay labiales específicos con pantalla solar o con protector solar.

Para eliminar las escamitas que la sequedad suele depositar en los labios, antes de colocar los bálsamos o manteca de cacao, podemos frotar suavemente la piel con un cepillito, con cuidado de no lastimar, para eliminar células muertas y estimular la regeneración celular.

Al maquillar los labios, es mejor evitar los maquillajes larga duración si los tenemos secos, porque por sus contenidos tienden a resecar aún más la piel de la boca. En estos casos, mejor optaremos por un lápiz labial humectante, de los que abundan, y de excelente calidad, en el mercado.

Nunca, pero nunca, debemos olvidar aplicar el bálsamo protector al ir a la cama.

OJOS Y PESTAÑAS

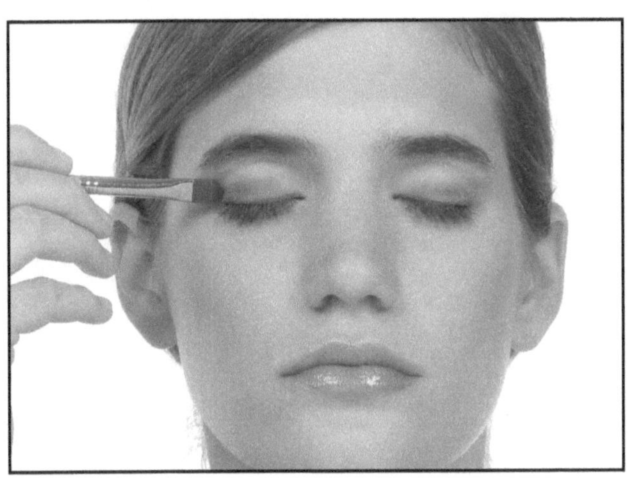

[OJOS Y PESTAÑAS]

TRATAMIENTO PARA CORREGIR BOLSAS

Si queremos disminuir las bolsas que se forman bajo los ojos:

• Usaremos un pincel con crema correctora de un tono ligeramente más oscuro que el de nuestra piel (siempre recomendamos, como con las bases, tener más de un color de corrector, más claro y más oscuro, para poder combinarlos) y rellenaremos solo una tercera parte de la protuberancia de la bolsa, sin tocar el área de abajo de las pestañas inferiores (recordemos una vez más que los tonos oscuros empequeñecen y disimulan).

• Difuminaremos cuidadosamente. Como esta zona es muy delicada y fina; se debe presionar suavemente, sin estirar nunca la piel; cuando terminamos de aplicar el corrector, colocaremos encima la base acostumbrada.

PARA DISIMULAR LAS PATAS DE GALLO

Todas llamamos así a las pequeñas arruguitas que con el tiempo se van formando en el extremo de los ojos. Para disimularlas colocaremos un corrector de tonos más brillantes y luminosos, que aplicaremos en el extremo exterior del ojo, antes de colocar la base de maquillaje. Nunca aplicaremos polvo sobre esta zona, porque tiende a acumularse sobre las líneas de expresión y a hacerlas más visibles.

(Nunca olvidar: desmaquillar y tonificar la delicada piel del borde de los ojos antes de acostarnos).

EL BLUSH O RUBOR

El rubor es un elemento esencial en el maquillaje. Tiene la misión de unificar las distintas fuerzas de color que representan los ojos y la boca, aportando luminosidad. El color en las mejillas es síntoma de buena salud, lo que invariablemente se asocia a la belleza. Una cara con colores sanos y vitales tiene una apariencia más juvenil y atractiva. Y conseguir esto es posible. Uno de los infaltables en nuestro bolso de maquillaje es el blush o rubor.

Se usa para acentuar el área en donde es aplicado, porque otorga una apariencia de suavidad y brillo, perfilando las curvas del rostro. Para darle mayor vitalidad natural a nuestra cara podemos utilizar cualquier tono que pertenezca a la gama de los rojos o amarronados.

¿CÓMO SE APLICA?

• El rubor bien aplicado se pone siempre en la zona comprendida bajo una línea imaginaria que corre entre las aletas de la nariz y el extremo de las cejas.

• Colocado en el lugar natural del pómulo no aporta ninguna modificación a la forma de la cara. Está indicado para rostros ovalados perfectos, para los redondos que quieren acentuar el efecto de buena salud y para los de forma rectangular con pómulos prominentes para resaltarlos.

• Para saber el sitio justo donde debe aplicarse, conviene sonreír ligeramente. Así notaremos claramente en qué zona puede ser ubicado.

• Si lo que se desea es obtener un efecto de vitalidad y salud, aplicar además de en las mejillas en la frente, debajo de las cejas, en la nariz, la barbilla, los lóbulos de las orejas y las sienes.

• Para este efecto saludable se puede sustituir el rubor por polvos bronceadores, sobre todo cuando la piel está ligeramente tostada. La técnica de aplicación es la misma: el pincel atraviesa literalmente el rostro desde la punta de la nariz hasta lo alto de los pómulos.

• Si nos hemos excedido en la cantidad, se puede rectificar aplicando, con una brocha limpia, polvos sueltos transparentes.

• Para dar relieve a los pómulos, utilizar dos tonos, el más pálido en el pómulo, bajo el ojo y remontando hacia las sienes; el más oscuro justo debajo, difuminando bien para que se fundan.

• Para reducir la frente, extender la sombra oscura en la raíz del pelo y la clara en el centro.

¿CÓMO SE PRESENTA?

• En crema: formulado a base de cera y pigmentos coloreados, su composición tiene mucho en común con las barras de labios. Es resistente al

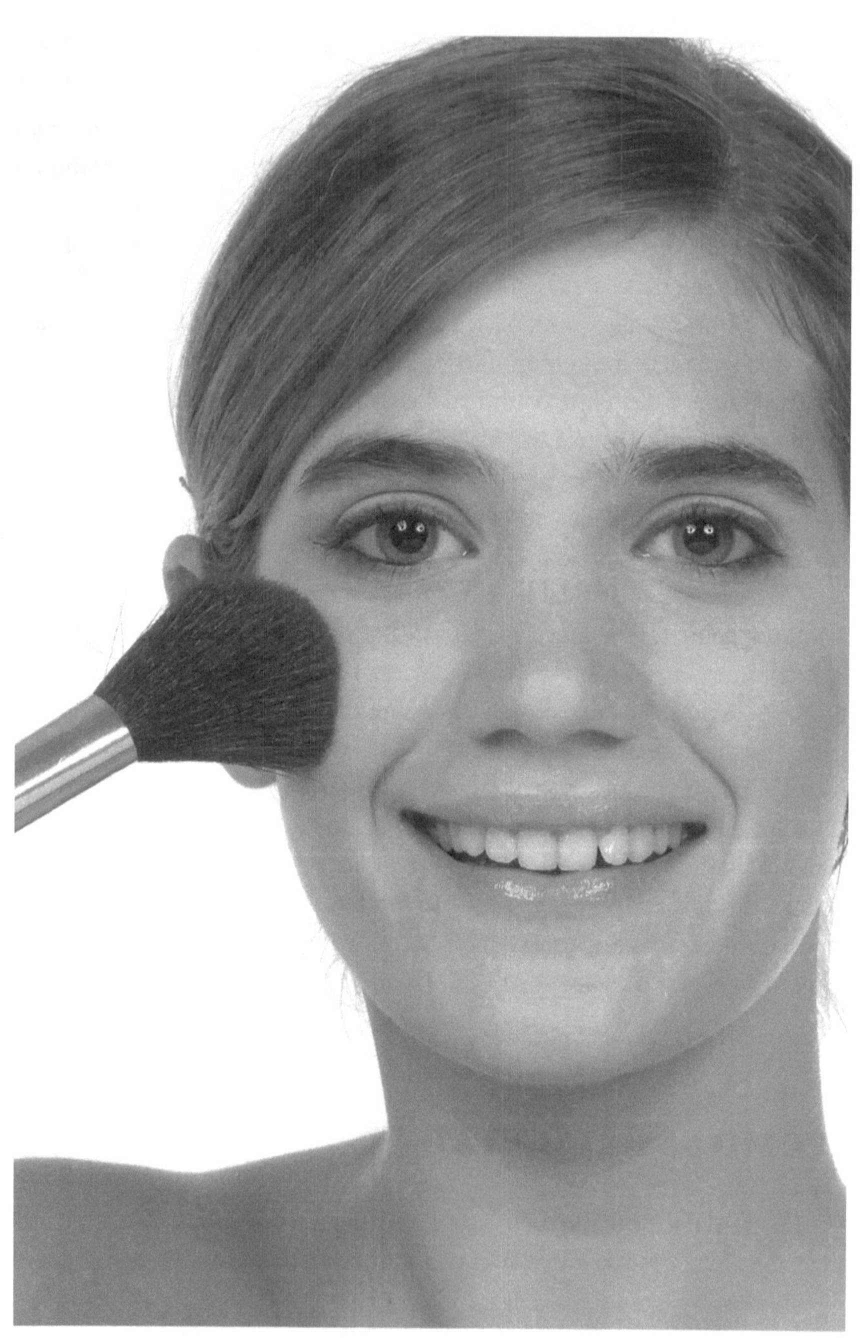

agua y a la transpiración, por lo que su uso está muy indicado tanto para las actividades deportivas como para el verano.

• En polvo: es la formulación más habitual y la preferida tanto por los profesionales como las usuarias por su facilidad de aplicación, su fantástico efecto y sus grandes posibilidades para modelar el rostro. Los grandes avances tecnológicos han permitido crear unos polvos micronizados de tamaño casi imperceptible, a los que se añaden pigmentos coloreados y agentes hidratantes para no resecar.

ELEMENTOS PARA APLICARLO

• Pincel de grosor medio, preferentemente con el mando largo, lo que permite hacer movimientos más amplios al aplicarlo.
• Brocha gorda y polvos sueltos para rectificar.

¿EN QUÉ ORDEN O MOMENTO SE COLOCA?

• El rubor (o colorete) se aplica en último lugar, después de haber maquillado los ojos y la boca, para percibir mejor la intensidad a dar; encima del polvo volátil si se trata de un rubor compacto, o debajo de éstos si se trata de rubor cremoso.
• Hay que servirse de la palma de la mano como si fuera la paleta de un pintor para quitar del pincel el exceso de polvos y evitar que se formen placas, restando tersura y naturalidad a la piel.
• Para aplicar rubor en polvo: deslizar ligeramente la brocha con movimientos largos y ascendentes desde el hueso del pómulo hasta las sienes; insistir varias veces sin poner más cantidad en el pincel, difuminando al máximo.
• Terminar aplicando las palmas de las manos, limpias y bien secas, apretando sin deslizarlas para aumentar la permanencia.

TIPS Y TRUCOS PARA USAR EL RUBOR

• Para acortar una frente muy ancha, extienda el rubor más oscuro desde el centro de la línea del pelo hacia abajo y hacia ambos lados formando una V en el centro de la frente.

• No siempre la nariz es la mejor parte del rostro; si queremos darle una apariencia menos ancha, llevamos el rubor hacia abajo a ambos lados de ésta y aplicaremos base clara entre las dos líneas.

• Para acortarla, en cambio, extenderemos un poco de rubor de color oscuro sobre la punta y lo esfumaremos cuidadosamente.

• Uno de los errores más comunes es usar exceso de rubor, lo que produce la impresión de tener dos manzanitas rojas sobre las mejillas. Para evitar esto usaremos rubores en polvo o en crema y los difuminaremos con un pincel, de manera que no se formen líneas que demarquen innecesariamente nuestro rostro.

• Si lo que queremos es destacar la parte superior de nuestra cara por medio del rubor podemos trazar una especie de V horizontal encima de la punta de la nariz y esparcirla bien dentro de la línea del cabello, de tal forma que no queden líneas divisorias.

• Luego de aplicar el rubor es bueno darse unos suaves golpecitos con la yema de los dedos para distribuirlo mejor y conseguir una mayor apariencia de naturalidad.

• El rubor en polvo generalmente se coloca luego de aplicar el polvo translúcido o volátil, mientras que el rubor en crema debe usarse siempre antes de éste, esparciéndose con la ayuda de una esponja o con la yema de los dedos.

• Para dar una impresión de juventud y vitalidad le aconsejamos utilizar rubor en tonos rosados, pues este tono ilumina la cara con un brillo natural.

EL RUBOR Y LA FORMA DEL NUESTRO ROSTRO

EL ROSTRO OVALADO

• La mejor manera de aplicar el rubor en estos rostros es comenzando en lo alto del pómulo y descendiendo hasta un poco más arriba de donde se hunde la mejilla.

• Acto seguido se extiende hacia delante para tomar un ligero ángulo justo debajo de la orilla exterior del iris del ojo, el cual sirve de punto de referencia para determinar hasta dónde se debe extender el rubor sobre la mejilla.

• Podemos utilizar un tono más vibrante sobre el hueso del pómulo y también en la frente, la nariz y la barbilla en caso de querer destacar los pómulos no usar rubor más oscuro para dar contorno.

EL ROSTRO REDONDO

• Para dar contorno y afinar el rostro, aplicaremos rubor en polvo de un tono más oscuro bajo el pómulo, en forma vertical.

• Luego lo extenderemos hacia abajo (hasta la línea imaginaria donde termina la oreja), cuidando de esparcirlo bien para que no se noten las líneas demarcatorias.

EL ROSTRO CUADRADO

• Ubicadas frente al espejo, sonreímos, y allí, donde notamos las partes más sobresalientes del rostro, aplicaremos un color más vibrante.

• Trazaremos una media luna ancha con una brocha de cerdas gruesas bajo el hueso del pómulo y la llevaremos hasta el extremo superior de la mejilla.

• Si la frente es un poco ancha, aplicaremos un tono oscuro a los lados y lo llevaremos hasta el extremo de las cejas, teniendo precaución de suavizar el rubor para evitar que se noten las líneas divisorias.

EL ROSTRO TRIANGULAR

• En este tipo de rostro hay que limitar el uso de rubor de color vivo a la barbilla y al área más sobresaliente sobre las mejillas.

• Para la zona de la frente podemos usar un tono más oscuro, a los lados.

LAS CEJAS Y EL ROSTRO

A veces no somos del todo consciente de cómo la forma de nuestras cejas le da expresión a nuestra cara. Cuando nos asombramos, enojamos, asustamos, entristecemos o queremos seducir las cejas son las primeras en indicar lo que sentimos, ya que el poder de expresión que tienen en nuestro rostro revela gran parte de nuestro interior. Esto que parece tan evidente es a veces descuidado por nosotras mismas. Es tiempo de enmendar el error y darle a nuestras cejas el protagonismo que ellas merecen en nuestro rostro.

De todos modos hay que tener en cuenta que cuando las cejas son excesivamente finitas, o poco abundantes en su cantidad de pelo, eso puede envejecernos, porque inconscientemente tendemos a asociar la escasez de pelo con la cantidad de años. Para solucionar esto tenemos, un vez más, a nuestro aliado: el maquillaje.

LA CORRECCIÓN A TRAVÉS DE LA DEPILACIÓN

Las cejas es otra parte de nuestro cuerpo que no tiene por qué ser perfecta por naturaleza, pero poseen la gran ventaja de que podamos darles forma a nuestro antojo. La naturaleza puede habernos dado cejas muy unidas o separadas, o tal vez anchas en exceso, pero todas estas características pueden corregirse sin complicaciones al ser depiladas.

Para la depilación existen varios métodos, es algo que podemos hacer con las clásicas pinzas, con cera, con electrólisis o con láser (este último método no es muy recomendable porque puede dañar la vista). Pero, cuando de cejas se trata, no recomendamos nunca apelar a la depilación o a la pigmentación definitiva, ya que como dijimos, las tendencias cambian y lo que hoy aparece como bonito y deseable, dentro de un par de años puede ser por completo inviable en el mundo de la moda.

Hay algunos detalles a tener en cuenta si se trata de dar forma a nuestras cejas para con ellas entonar el rostro en general:

- Si las cejas están muy cerca de los ojos la mirada luce sombría, por lo que conviene depilar el espacio que separa a dichas estructuras para proporcionar luminosidad.
- Si son demasiado rectas la expresión se endurece, en estos casos al retirar la vellosidad debe procurarse crear ligero arco a la mitad de la ceja.
- Si son demasiado arqueadas nos hacen aparecer como permanentemente enojadas o despectivas, por lo que se sugiere evitar marcar el arco al depilarlas y corregir con maquillaje, así, la expresión se atenúa y dulcifica.
- Unas cejas más cortas de lo necesario, por ejemplo, harán que los ojos parezcan más chicos.
- Es recomendable depilarse después de la ducha, ya que los poros se abren y el vello se suaviza.
- Es importante retirar cada vellosidad en la dirección en la que crece, para que el vello salga de raíz.
- Posteriormente a la depilación se recomienda aplicar crema humectante y dar suaves golpecitos con la yema de los dedos.
- Cepillar las cejas de un lado a otro, y de arriba a abajo, ayudará a darles más volumen.

UN ACABADO PERFECTO

Si no bastara con la depilación para dar a las cejas la forma y la expresión que buscamos, maquillar las cejas es lo ideal para darle buen acabado al maquillaje. Para esto necesitamos:

-Un gel especial para esta área.
-Un lápiz delineador.
-Sombras en polvo (el color dependerá del tono del cabello).
-Un cepillo pequeño.

Para empezar, es necesario fijarse en la cantidad de vellos que tienen las cejas; en caso de que estén muy pobladas basta con peinarlas y aplicarles un poco de gel. De lo contrario, conviene rellenar los espacios donde no hay vellosidad con lápiz delineador o sombra en polvo, evitando marcarlas demasiado; recuerde que deben lucir lo más natural posible. Esto lo haremos de la siguiente manera: marcaremos con el lápiz de punta fina pequeñas rayitas en la misma dirección que los vellos reales, así parecerán pelitos verdaderos y su efecto será el más natural.

Las cejas pueden llegar a ser la gran diferencia entre unos ojos llamativos y unos ojos apagados; por esto se deben maquillar apropiadamente.

Cuando nos maquillemos, aplicaremos un poco de polvo volátil sobre las cejas, las colorearemos suavemente con un lápiz delineador y agregaremos sombras amarronadas para darles un efecto natural; con un toquecito de spray fijador para el cabello ubicado a unos 30 centímetros de la cara (con cuidado de cerrar bien los ojos, por supuesto) evitaremos que se desarreglen el resto de la jornada.

Si bien la elección de cejas depende de lo que se estile, de nuestro gusto y de la forma de nuestros ojos, en términos generales se admite que para unas cejas perfectas se deben tomar medidas a los lados de la nariz en forma vertical, hacia arriba con lápiz, y luego haciendo un ángulo que termine al finalizar el ojo.

EL MAQUILLAJE DE LOS OJOS

No todos los ojos son iguales ni se pueden maquillar de la misma manera, ya que se crearían efectos muy distintos a los que estamos buscando.

Por esto, como en todos los apartados anteriores, es preciso primero determinar qué tipo de ojos poseemos, para poder darles el realce que los expertos recomiendan en cada caso.

LOS OJOS NORMALES

- Si tenemos lo que podemos llamar ojos normales, esto es: ni demasiado chicos, ni demasiado juntos, ni demasiado grandes, ni demasiado prominentes, no tenemos gran necesidad de maquillaje corrector, aunque éste puede servirnos para delimitar mejor los contornos y, en todo caso, borrar los signos de cansancio que pueden sombrear la parte de abajo.

- En este caso empezaremos por aplicar una sombra clara sobre todo el párpado, para dar profundidad a la mirada.

- Luego añadiremos sombra oscura en la mitad exterior de éste, llevándola ligeramente hacia arriba, sin llegar a las cejas. Esto le da un toque de misterio y profundidad.

-Posteriormente delinearemos sutilmente si es para un maquillaje de día y más enfáticamente si se trata de un arreglo para fiesta o noche con un lápiz negro en el borde interior de las pestañas inferiores.

-Terminaremos esta operación aplicando tres capas de rímel negro o marrón (según nuestro tono de piel y ojos), comenzando desde el inicio de las pestañas hasta afuera.

LOS OJOS DEMASIADO CHICOS

-Si tenemos este tipo de ojos, podemos fácilmente resaltarlos con la ayuda de un buen delineador, porque esta técnica permite agrandarlos si se aplica sutilmente separado del borde de las pestañas por medio de una línea fina tanto en el párpado superior como en el inferior, pero comenzando solamente desde la mitad del ojo.

-Utilizaremos un toquecito de lápiz blanco en el borde interior de las pestañas inferiores para abrir los ojos y aplicaremos tres capas de máscara para pestañas.

-Luego, sombrearemos en tono marfil o beige la mitad interna del párpado en dirección a la ceja, y aplicaremos sombras más oscuras (marrón, gris o verde oscuro) en la mitad externa del párpado, también esfumando hacia la ceja y hacia fuera.

LOS OJOS "CAÍDOS"

Si tenemos este estilo de ojos, que poseen la comisura externa hacia abajo y le da una expresión de tristeza a la mirada, debemos:

-Usar sombras en tonos intermedios (gris ahumado, marrón cobre o azul grisáceo) únicamente de la mitad del párpado hacia arriba, dejando limpia el área restante. Usaremos el color elegido para rellenar el párpado por medio de una sombra pegada a las pestañas y suavizando con las yemas de los dedos, siempre en dirección ascendente, hasta cubrir el ángulo externo del ojo.

-Terminaremos aplicando dos o tres capas de máscara para pestañas.

-Para realzar este tipo de ojos podemos usar pestañas postizas; si usamos las pestañas de tira, recortaremos los extremos; y si preferimos las de ramito, las colocaremos en el centro del párpado para levantar la mirada.

-Si nuestras cejas se ven caídas, debemos hacerlas más rectas para equilibrar los ojos; normalmente esto se consigue eliminando algunos vellos bajo el arco y en los extremos.

LOS OJOS REDONDOS

Aunque al natural son muy atractivos, porque dan sensación de frescura y vitalidad, podemos alargarlos si queremos dar un toque de misterio y sensualidad a la mirada:

-Esto lo conseguimos aplicando la sombra en líneas relativamente rectas, empezando desde el centro del párpado, con un corrector suave, que iremos esfumando.

-Las sombras (que pueden ser en dos tonos complementarios) las aplicaremos del mismo modo.

-Completaremos aplicando dos o tres sombras de máscara para pestañas acentuando el extremo de las pestañas (podemos reforzar el efecto con un manojito de pestañas postizas).

LOS OJOS PROMINENTES

Si tenemos este tipo de ojos debemos tener en cuenta tres aspectos importantes:

-El globo ocular es muy prominente.

-La parte móvil del párpado es demasiado grande.

-La parte fija del párpado es muy pequeña.

Por esto debemos evitar totalmente las sombras aperladas o nacaradas y los tonos claros, pues atraen la atención y destacan desfavorablemente el área. Los colores oscuros y opacos, en cambio, minimizan la zona en que se aplican. Entonces:

-Esparciremos un tono oscuro en todo el párpado, recordando que los tonos oscuros "achican" las zonas donde son aplicados.

-Enfatizaremos luego la línea del párpado utilizando una sombra azul oscura, marrón o negra, dependiendo del tono de piel. La difuminaremos para que pase inadvertida pero logre el efecto de definir mejor el párpado.

-No utilizaremos pestañas postizas de ninguna clase a menos que tengamos los ojos caídos en el extremo; si es así, se pueden usar las pestañas de ramita pero solamente del centro hacia fuera.

-Como truco adicional, podemos dar un ligero toque bajo la ceja con una sombra un poco más clara, pero nunca blanca ni perlada.

LOS OJOS DEMASIADO SEPARADOS

A veces este tipo de rostro posee mayor misterio y exotismo. Pero si lo consideramos un defecto que hay que disimular, lo que debemos tratar de hacer es balancear el espacio que existe entre los ojos y el puente de la nariz.

-Esto se logra aplicando en ángulo recto y de manera ascendente una sombra de tono oscuro desde el borde interno del párpado pegado al puente de la nariz; iremos aclarando la zona hacia donde termina la ceja.

-La sombra se debe extender igualmente bajo las pestañas inferiores, acentuándola en el centro.

-Para destacar la mirada por medio del delineador, dibujaremos una línea finita de la mitad del ojo hacia adentro, llevándola hasta la esquina interna y suavizando el trazo en el lagrimal, para no remarcar las líneas en exceso.

-En cuanto a la máscara para pestañas, se debe aplicar a lo largo de todas las pestañas haciendo énfasis en el centro para levantar y destacar esta área.

-Nunca depilaremos las cejas que se acercan al entrecejo: es más, hasta es conveniente destacar un poquito con lápiz esta zona, porque un entrecejo más poblado tiende a acercar los ojos.

LOS OJOS DEMASIADO JUNTOS

Si nuestros ojos corresponden a esta clasificación, evitaremos los tonos oscuros cerca de la nariz, porque tienden a achicar los espacios. Y además:

-El maquillaje debe empezar con la aplicación de una sombra clara, no nacarada, en la zona del párpado pegada a la nariz, de la mitad hacia adentro, y una más oscura, de la mitad hacia fuera.

-Con este mismo tono oscuro enfatizaremos la línea del párpado pero sin llegar al extremo interno.

-Luego prolongaremos la sombra por fuera del ojo hasta debajo de las pestañas inferiores, realzando de la mitad hacia fuera.

-Es importante aplicar la máscara para pestañas destacando la mitad externa del ojo para llamar la atención hacia esta área.

-Para separar más los ojos eliminaremos algunos vellos del comienzo de las cejas, esto les dará mayor amplitud; si las cejas son extremadamente cortas, completaremos el arco con un poquito de lápiz delineador o un poquito de sombra diluida, con un pincelito.

CÓMO USAR LAS SOMBRAS PARA PÁRPADOS

Las sombras (y las luces) brindan misterio, atracción, colorido y belleza a nuestra mirada. Y con ella a nuestro rostro en general. Nos permiten, además, con procedimientos muy sencillos, cambiar de estilo según la hora del día, o la ropa que llevemos puesta, nos permiten jugar con una gama de colores que puede hacerse infinita si mezclamos y combinamos y podemos ensayar diferentes estilos. Podemos jugar a ser sexies o inocentes, podemos ser sofisticadas o naturales. El uso del brillo y el color que nos dan las sombras (combinadas con el delineado y las pestañas) nos

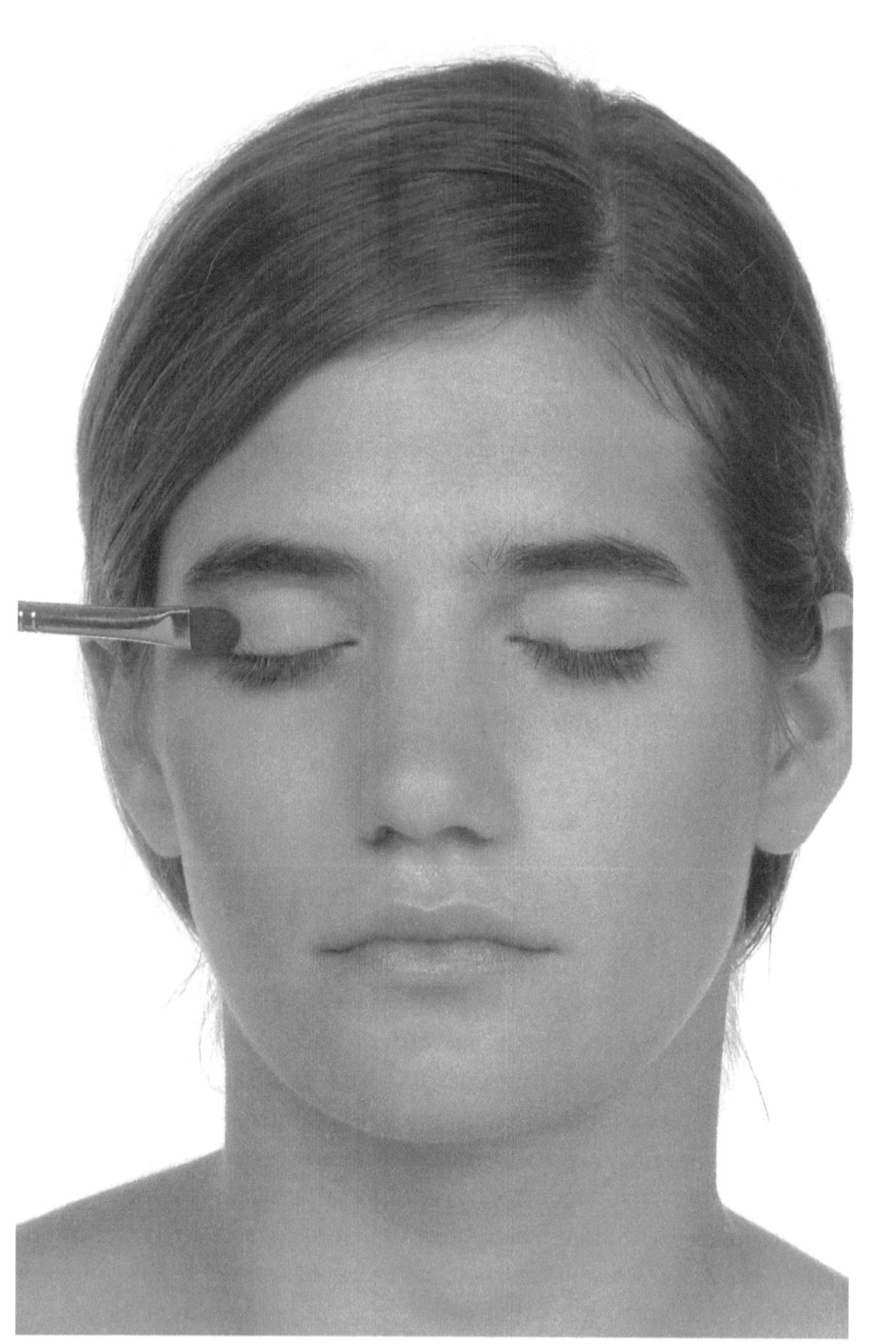

puede transformar, en pocos minutos, en el estilo de mujer que pretendamos ser.

Pero, como con todo lo que venimos viendo hasta ahora, a la hora de usar las sombras tenemos que tener en cuenta algunos pequeños trucos:

• El párpado superior se divide en tres: el área que se extiende de la base de las pestañas hasta el punto donde termina la cuenca del ojo; el pliegue hundido que delimita la zona del párpado, y el hueso frontal o puente que bordea la cuenca del ojo y se extiende hasta la ceja. Al utilizar diferentes tonos no debemos olvidar que deben aplicarse por separado por separado en cada una de estas tres áreas, aunque nuestra intención sea después esfumar y unir la zona.

• La sombra en polvo tiende a permanecer por más tiempo, sobre todo si con anticipación humedecemos un poquito el aplicador o la esponjita que usaremos; las sombras en crema se secan mas rápidamente, aunque se les puede añadir una gota de agua para devolverles consistencia.

• Es inevitable que, al pestañear, la sombra se corra debido a la lubricación natural de los párpados; por esto se aconseja aplicar previamente un poco de polvo volátil.

• Las sombras pueden aplicarse en dos capas: una clara que abarca todo el párpado hasta el hueso de las cejas, y otro más fuerte, del mismo color, para reforzar el pliegue del ojo.

• Los colores son el factor primordial: dedicaremos especial cuidado a los tonos y contrastes que queremos utilizar. Sombrear con un solo color puede resultar monótono o aburrido (pero claro, todo depende del efecto que estemos persiguiendo). Habitualmente en el mercado las sombras se ofrecen en conjuntos de dos y tres tonos de la misma gama.

• Para fijar la aplicación: cerrar con cuidado los ojos y a una distancia de unos 30 centímetros aplicar durante un segundo spray fijador del cabello; la sombra durará más tiempo y su aspecto se verá fabuloso.

Hoy se están utilizando sobre las sombras la purpurina, los brillitos e incluso pequeñas piedritas de strass: seamos cautas en la aplicación de estos accesorios que solo se recomiendan a adolescentes o en fiestas muy importantes, porque corremos el riesgo de fijar la atención en las arrugas de los bordes del ojo.

EL DELINEADOR DE OJOS

Para definir y realzar el contorno debemos utilizar un lápiz de punta fina y cremosa; los colores abundan, pero los efectos más confiables se consiguen con los tonos entre el marrón medio y el oscuro, los demás se recomiendan generalmente para ocasiones especiales y fiestas. Delinear los ojos es un arte: debemos hacerlo con trazos mínimos, bien pegados el uno al otro y lo más cerca posible de las pestañas, tanto de las superiores como de las inferiores. Para que un trazo nunca se vea duro, tenemos que difuminarlo bien por medio de un hisopo flexible o con la yema de los dedos. Aquí unos consejos para delinear:

-Debemos aplicar el delineador, ya sea en lápiz o líquido, lo más cerca posible de la línea de las pestañas.

-Si el delineador es en lápiz, no debemos presionar con demasiada fuerza porque, además de correr el riesgo de lesionar la delicada piel del párpado, podemos romper la punta y ya no conseguiremos que el delineado quede prolijo. Para que el delineado quede impecable, sacaremos punta al lápiz delineador antes de comenzar el maquillado.

-Es mejor, para un maquillaje diario, que la línea del delineado no se note de forma abrupta. Para esto, lo mejor es esfumarla con un pincel o un hisopo seco y limpio.

-En época de verano, una buena manera de que nuestro lápiz delineador no se ablande y haga un enchastre en nuestros ojos será mantenerlo en la heladera hasta el momento de usarlo.

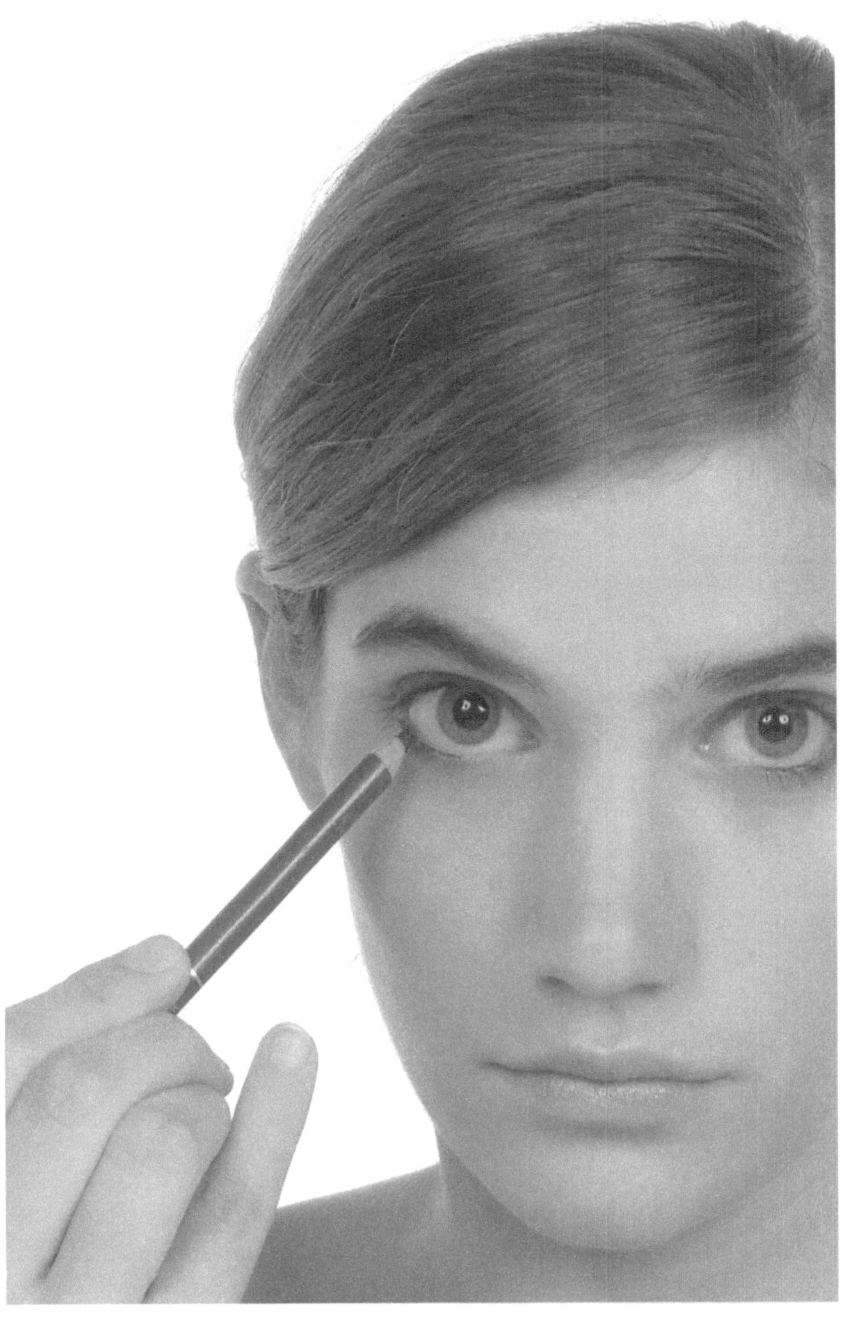

-Otra opción para el verano son los delineadores líquidos a prueba de agua o "waterproof", que pueden usarse aunque estemos en el mar o la pileta, y no se corren con la transpiración.

-Si tenemos ojos azules o grises, para ocasiones especiales podemos usar delineador color azul, marrón, rosa, anaranjado, gris o violeta (combinando con sombras de los mismos tonos).

-Si tenemos ojos verdes, podemos usar colores como el durazno, amarillo, verde, bronce o beige.

-Para los ojos marrones, son ideales todas las gamas del tierra, los tonos almendra, beige, vainilla, durazno, negro y azul oscuro.

-Si tenemos ojos negros, podemos delinear con negro, marrón y, para la noche, tonos plateados y dorados.

-Si optamos por el delineador líquido debemos tener un pulso firme y buscar, ante todo, uno con pincel fino. Un truco es hacer puntos pequeños a lo largo del borde del ojo y luego pasar un copito de algodón sobre la línea formada por los puntos.

-Pintaremos, si usamos el delineador líquido, una línea paralela al párpado inferior del ojo, empezando un poco más afuera del lagrimal para delinear solo las dos terceras partes del borde; si deseamos luego podemos difuminar con un copito de algodón o un hisopo.

-Pintaremos el borde interior de los párpados inferiores, justamente detrás de las pestañas, con un tono azul; esto hará que el blanco de los ojos luzca más limpio.

LOS ALARGADORES DE PESTAÑAS

Nada más femenino y seductor que espesas y arqueadas pestañas que abaniquen nuestro rostro. Pero debemos recordar que antes que cumplir con una función decorativa, la razón de ser de las pestañas es impedir que objetos extraños y bacterias se introduzcan en los ojos; por eso es importante mantenerlas firmes y consistentes, usando siempre el tipo de máscara para pestañas más adecuado y el de mejor calidad que podamos adquirir.

Las máscaras de pestañas son uno de los productos que más seguidoras tiene entre las mujeres a la hora de maquillarse, porque con una sola pasada realza la mirada y embellece el rostro. La variedad de este producto es la mejor demostración de su éxito: las hay "voluminizadoras", "alargadoras" o "extensoras"; hoy están en el mercado también las resistentes al agua y las mismas que utilizan los maquilladores de cine, quienes maquillan a las modelos para la pasarela.

Los cepillos y peines con los que aplicar el producto son de última generación y responden a los diseños más vanguardistas sin perder su practicidad. Todas deben evitar la sobrecarga y el apelmazamiento y garantizar la protección de las pestañas durante su uso, e incluso facilitar su eliminación durante la limpieza facial.

Si se tienen en cuenta las promesas que hacen las firmas de cosméticas con las máscaras de pestañas, con todas se consigue un buen resultado. Pero, como siempre cuando de maquillaje se trata, tenemos que tener algunas cuestiones en cuenta. Hay tres clases de pestañas:

• Las espesas y arqueadas, que casi no necesitan máscara para pestañas.

• Las normales, que con un poco de máscara para pestañas lucen bastante bien.

• Las pestañas escasas y débiles, que requieren un cuidado especial.

Para dar brillo y fortalecer a esta últimas se recomienda aplicarles aceite de oliva por las noches, antes de irse a dormir.

Los siguientes consejos son claves para un adecuado maquillaje de nuestras pestañas:

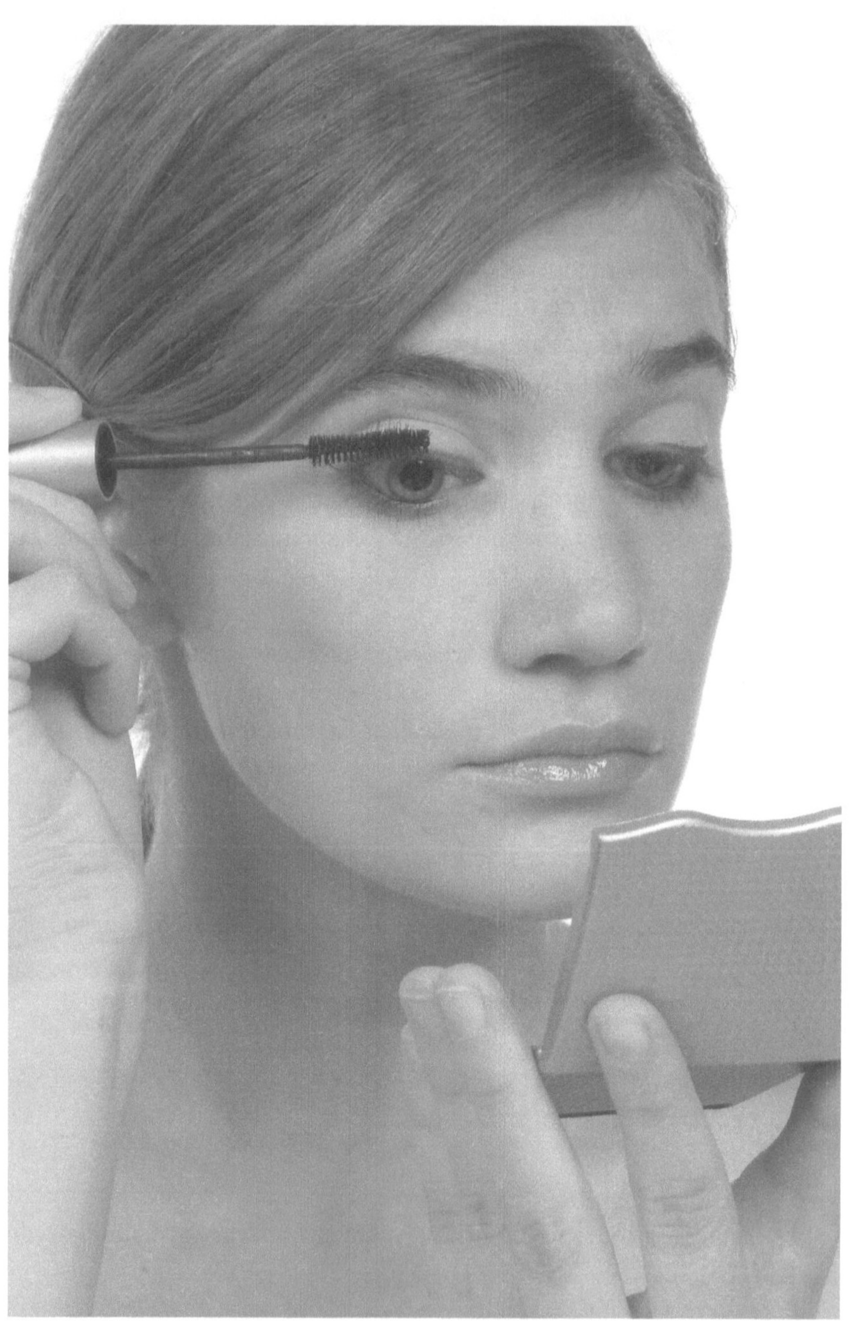

-Dirigimos la mirada hacia abajo y, con la ayuda de un espejo de mano, colocamos la máscara para pestañas desde las raíces hasta las puntas; luego miramos hacia arriba y, con el espejo a la altura de sus ojos, los cuales deben estar bien abiertos, repetimos la aplicación, especialmente en las pestañas del ángulo externo.

-Colocamos el aplicador en forma perpendicular y aplicaremos la máscara para pestañas en las pestañas inferiores, poniendo más cantidad en el centro para que el rostro no se vea pálido.

-Si la raíz de las pestañas no termina totalmente cubierta, utilizamos primero un lápiz de ojos del mismo tono.

-Si somos de tez pálida o cabello rubio, podemos utilizar una máscara marrón, o incluso, para obtener un resultado más natural, podemos usar máscara negra en las pestañas superiores y marrón en las inferiores.

-Si hemos utilizado una máscara a prueba de agua, antes de acostarnos, debemos impregnar bien los párpados con un algodón embebido en desmaquillante, para que no queden rastros de maquillaje en los ojos al acostarnos.

Por supuesto, este último consejo rige para todas las aplicaciones de maquillaje.

PESTAÑAS Y CEJAS

Una de nuestras prioridades, si de pestañas estamos hablando, es tratar de conseguir el máximo de espesor y vitalidad. Su ubicación estratégica, sobre la delicada piel de los párpados y los ojos, requiere indefectiblemente tratamientos suaves y de tipo hipoalergénico, para no poner en riesgo la vista (si usamos cremas no adecuadas podemos generar desde reacciones alérgicas en los párpados hasta microúlceras en el globo ocular); por eso todas las soluciones deben adaptarse primero a las circunstancias de extrema sensibilidad que las rodean.

LA PERMANENTE DE PESTAÑAS

A veces, por cuestiones genéticas, poseemos el pelo de las pestañas muy duro, rígido y sin curvatura. O, en casos más raros, tenemos remolinos, desórdenes en lo que debería ser una curvatura simple. Pero hoy existe un sistema de gran efectividad, ya debidamente ensayado y sin riesgos, que es la permanente de pestañas. Se trata de un tratamiento de gran efectividad que permite cambiar la expresión de la mirada, siendo el más indicado para corregir pestañas con dirección recta o descendente, con remolinos, poco pobladas o muy cortas.

El sistema de permanentación de pestañas está inspirado en la permanente de cabello, variando útiles, elementos y composición de los líquidos, pero no el sistema en sí, el cual se ha beneficiado de la larga experiencia en el campo de la peluquería. Este acentúa la curvatura natural de las pestañas y tiene una duración de unos dos meses, aproximadamente.

Por lo que dijimos anteriormente, se usan medios químicos menos agresivos que los usados para el pelo, y unos rizadores especiales, pero solo recomendamos que este método esté realizado por personas con experiencia en el tema y desaconsejamos enfáticamente su uso casero, por los riesgos que el manipular sustancias químicas cerca de los ojos por personas sin capacitación pudieran causar.

LA TINTURA DE PESTAÑAS

Generalmente, como complemento a la permanente de pestañas, si estamos tratando con pestañas descoloridas o demasiado finitas, podemos usar la tintura para pestañas. Este producto proporciona una coloración y duración perfecta a la pestañas y ceja, así como una máxima protección y sensibilidad con el párpado, la pestaña y su raíz.

Por otra parte, la permanentación a veces genera la decoloración de las mismas y con este servicio se recobran los pigmentos perdidos y se le devuelve luminosidad y vida a la mirada. Los productos utilizados contienen agentes protectores del pelo que cierran sus escamas, por esta razón se puede aplicar la tintura después de la permanente.

LAS PESTAÑAS POSTIZAS

Las pestañas postizas (a veces también llamadas extensiones) son las responsables de los hermosos ojos de las famosas durante las celebraciones más importantes y en las películas. Es difícil encontrar hoy a alguna diva sin estos instrumentos para sobresaltar los ojos. Es que hoy, como en décadas pasadas, las pestañas postizas están haciendo furor. Y hoy se usan no solo para hacer nuestras pestañas naturales más largas y gruesas sino también para crear efectos especiales como pestañas de colores para usar en fiestas o para ir a bailar. A veces nos intimida el comprarlas, aunque, en realidad, su aplicación, más allá de la práctica, no requiere de habilidades especiales.

¿EN QUÉ CASOS USAR PESTAÑAS POSTIZAS?

Por supuesto, podemos usarlas cuando queramos, pero son indiscutibles aliadas en las siguientes ocasiones:

-Cuando, ante un problema serio de salud, una persona está haciendo un tratamiento con rayos o quimioterapia. Durante estos tratamientos muchas personas pierden el vello incluyendo las pestañas. Y el verse bien, gracias al uso de estas pestañas les hace levantar el ánimo, lo que sin dudas incide en un proceso de recuperación.

-Si tenemos pocas pestañas o pestañas demasiado cortas.

-Se usan para dar un aspecto más dramático al maquillaje de ojos. Son muy usadas aun si las pestañas naturales son abundantes para embelle-

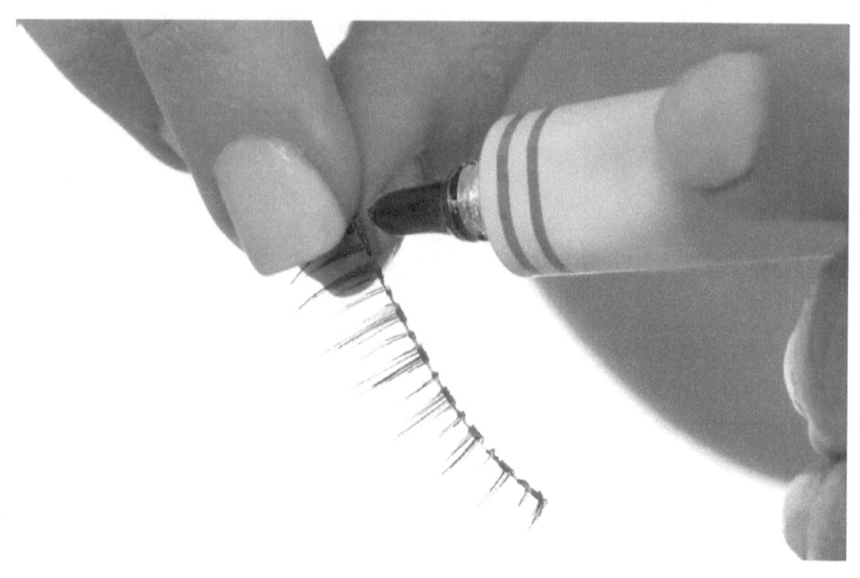

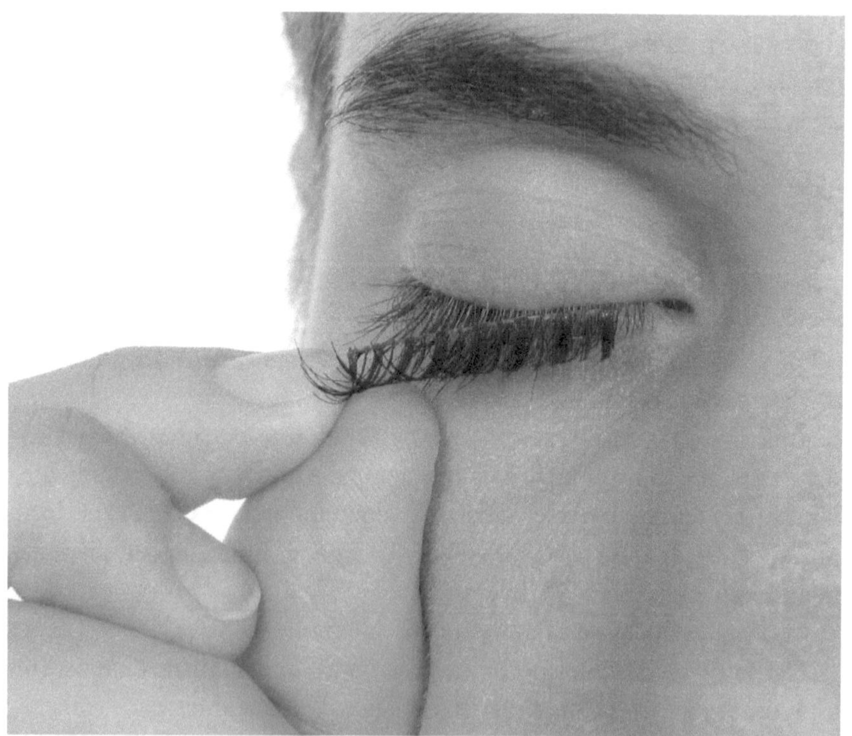

cerlas aun más en ocasiones especiales como fiestas, fotografías o cuando queremos vernos como estrellas de Hollywood.

TIPS PARA MAQUILLARNOS CON PESTAÑAS POSTIZAS

Si usamos delineador debemos ponerlo antes que las pestañas postizas pero muy cerca al ojo o directamente sobre nuestras pestañas naturales. El delineador es difícil de aplicar sobre las pestañas postizas especialmente si usamos delineador líquido.

Si usamos tijerita rizadora de pestañas debemos hacerlo la antes de ponernos las falsas. Podemos aplicar antes también la máscara para pestañas, especialmente si nuestro color natural es muy pálido. Eso sí: debemos dejar secar antes de empezar a ponernos las pestañas postizas.

CÓMO SACARLAS

Si hemos usado pegamento a base de agua podemos usar un producto especial para retirarlas o usar una buena crema de limpieza para párpados. De lo contrario, podemos usar agua tibia o el removedor normal de maquillaje. Debemos retirarlas con cuidado, para no arrancar por error nuestras propias pestañas. Si están demasiado duras, podemos poner la crema y dejarla actuar un par de minutos.

Una vez que las hemos retirado las limpiamos bien y las guardamos para la próxima ocasión.

ALGUNAS RECOMENDACIONES

Nunca dormir con pestañas postizas. Esto puede causar daño a los ojos o infecciones.

Ponerse pestañas falsas toma paciencia, tiempo y experiencia. No podemos esperar resultados perfectos la primera vez. El tiempo y la práctica mejorarán los resultados y la velocidad con la que se pueden colocar.

CÓMO PODEMOS COLOCAR LAS PESTAÑAS POSTIZAS EN NUESTRA PROPIA CASA

Habitualmente, cuando compramos pestañas postizas recibimos el asesoramiento de la vendedora y algún folletito con explicaciones. Pero las siguientes son recomendaciones más o menos universales sobre el uso de las pestañas postizas.

Primero, al probarlas, debemos revisar el largo de las pestañas, ya que deben verse naturales, miramos en un espejo cómo se ven en nuestros ojos y, si son muy largas, las recortaremos con una tijerita afilada. También debemos revisar la extensión para que se adapten al contorno de nuestro párpado y hacer los cambios que sean necesarios.

PASOS PARA LA COLOCACIÓN

-Es necesario estar frente a un espejo, preferiblemente un espejo de aumento. Necesitamos tener todo listo incluyendo pestañas, pegamento y una pinza o un palillo para empujar si es necesario. Todo tiene que estar limpio.

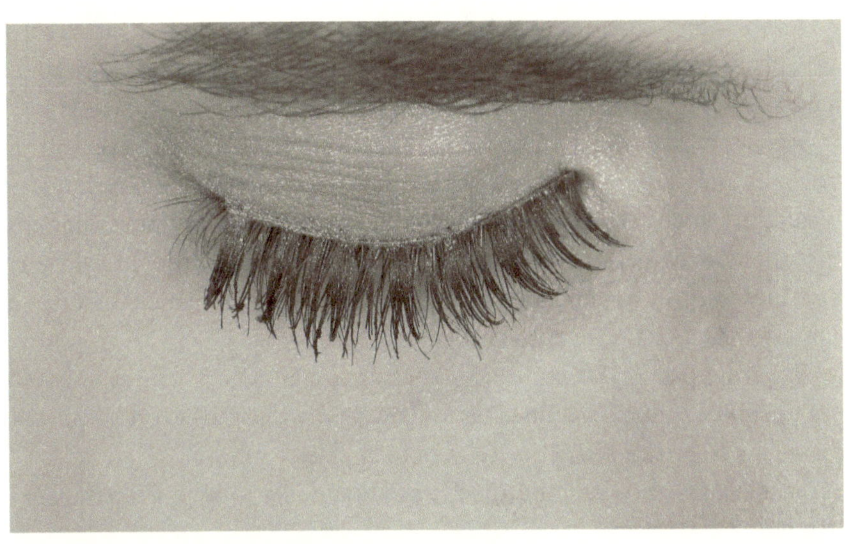

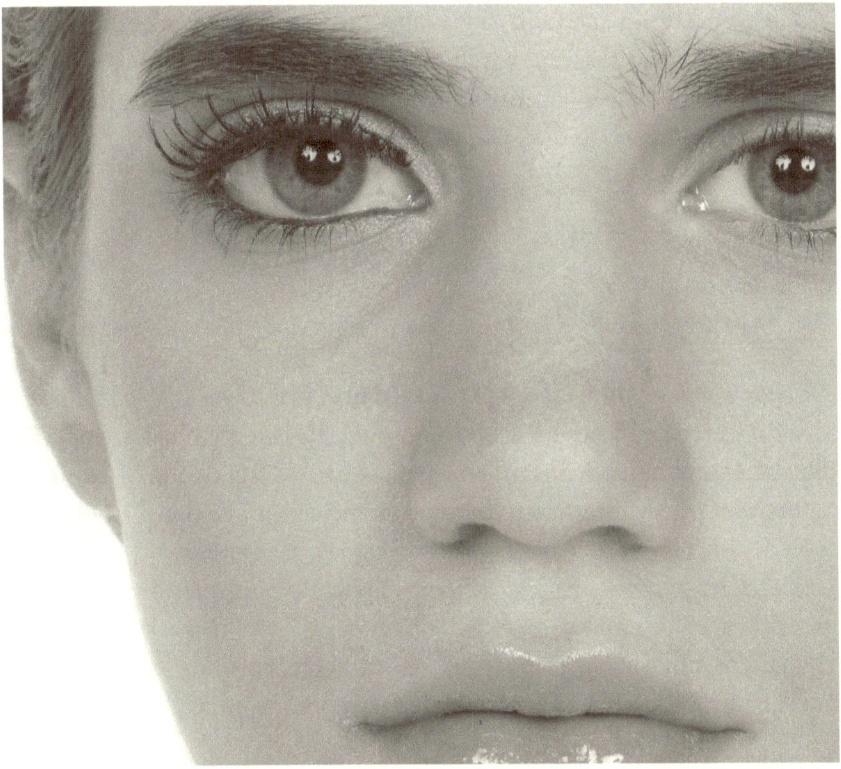

-Limpiar bien rostro y ojos. Aplicar la base o maquillaje en el rostro pero sin aplicar nada sobre los ojos, para no afectar el pegamento que vamos a usar.

-Aplicar el pegamento siguiendo la línea natural de las pestañas. Aplicar poco, ya que podemos corregir si hace falta más, pero si nos excedimos el resultado puede ser desastroso. Hay que seguir las instrucciones, algunos pegamentos requieren esperar un minuto o unos segundos. No aplicar el pegamento directamente sobre las pestañas porque podemos dañarlas o nos puede entrar pegamento en el ojo.

-Poner las pestañas sobre las pestañas naturales tan cerca de éstas como sea posible, siguiendo su línea natural. Podemos ajustarlas con las pinzas, los dedos o el palillo para que se vean bien y no se muevan.

-Si solo usaremos un ramito en la esquina de los ojos, aplicaremos pegamento en esa parte.

-Luego podemos maquillar los ojos a nuestro gusto. Generalmente no se requiere aplicar máscara para pestañas sobre las pestañas falsas pero si lo deseamos podemos hacerlo, teniendo luego la precaución de limpiarlas con nuestra crema habitual.

LAS CEJAS

Unas cejas bien dibujadas y pobladas dan el marco perfecto a la mirada. Si solo queremos darles un aspecto un poquito más abundante, podemos dibujar con el lápiz delineador pequeñas rayitas, siguiendo el contorno natural del pelo y esfumándolas suavemente con un hisopo. Otra opción es aplicar un poco de máscara para pestañas. Siempre, sea cual fuere el procedimiento que elijamos, debemos aplicarlo con una tonalidad muy parecida al color natural.

Cuando vamos a la peluquería a retocarnos el color del cabello, debemos añadir a ese servicio la tintura de cejas, porque nunca las cejas deben tener un tono en exceso discordante con el resto del pelo. Lo aconsejable es un par de tonos más oscuro y nada más.

¿Un truquito que nos dará un toque de fantasía y exotismo para una salida nocturna? Podemos, con la ayuda de un pincelito, realizar una pasada muy suave con el mismo rouge que hemos usado en los labios, solo si el color de labios es verdaderamente rojo, en sus matices posibles, sin virar al rosa o al salmón. Este truco aporta reflejos muy efectistas y armoniza con los labios.

Y, si nos depilamos las cejas, la mejor hora para depilarse o hacer retoques con las pinzas es por la mañana, cuando la piel está menos sensible a los tirones.

EL MAQUILLAJE PERMANENTE DE CEJAS

Las cejas poco pobladas, inexistentes o con grandes asimetrías pueden disimular sus defectos por medio del maquillaje permanente. Existe una técnica importada de China que fija de forma inalterable los pigmentos sobre la piel y que puede durar de dos a tres años. O, según se desee, ser totalmente permanente, para toda la vida.

GUIA EXPRÉS PARA UN MAQUILLAJE CONTRARRELOJ

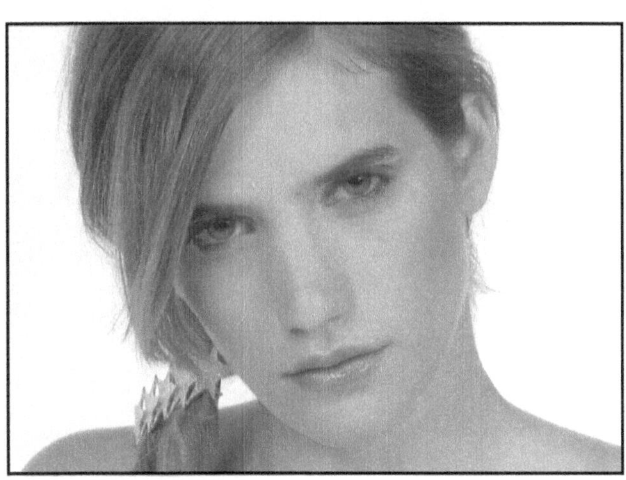

[GUÍA EXPRÉS PARA UN MAQUILLAJE CONTRARRELOJ]

Tenemos poco tiempo para maquillarnos y debemos salir... Con estos pasos, lo vamos a lograr:

-Limpiar el rostro

Usaremos un exfoliante por unos minutos. Si no tenemos exfoliante, podemos improvisar uno mezclando una cucharadita de azúcar con la loción limpiadora que usamos siempre, y la pasaremos sobre el rostro, incluyendo los labios y evitando la zona de los ojos con suaves movimientos circulares. Al final, enjuagaremos con agua limpia y fría. (Lo ideal es hacer esto al menos dos veces por semana).

-Humectar

Aplicaremos un humectante en la piel incluyendo los labios (podemos usar, según nuestra edad, un antiage o una crema con colágeno o vitamina E).

-Aplicar maquillaje

Aplicaremos una base líquida del mismo color de nuestra piel. Preferiblemente usaremos una esponja de maquillaje.

-Las ojeras

Aplicaremos corrector de ojeras solo sobre las ojeras, en poca cantidad y esfumando muy bien.

-Las sombras

Aplicaremos una sombra de tono claro rosa o blanca transparente sobre todo el párpado superior y el área entre ceja y ojo. Acto seguido, si lo deseamos, añadiremos la sombra del color que combine con nuestro atuendo por sobre el párpado.

-Delinear

Aplicaremos delineador sobre el párpado superior y, si los deseamos, sobre las 3/4 partes del inferior (contando desde el extremo del ojo, pero saliendo desde el centro).

-La máscara para pestañas

Nos aplicaremos dos capas, dejando secar entre una y otra.

-El rubor

Sonreímos frente al espejo, para ver dónde debemos iluminar con rubor, y lo aplicaremos con una brocha grande de cerdas suaves.

-Los labios

Delinearemos los labios con un lápiz con el color lo más parecido que podamos al tono natural de los mismos, o igual al tono de rouge que vayamos a usar, pero nunca más oscuro que éste, porque ya no se usa. Rellenamos con lápiz labial.

Aplicamos un pañuelo desechable o papel higiénico entre los labios y presionamos (esto ayuda a que el color quede fijo durante horas). Volvemos a aplicar lápiz labial.

Si queremos aplicamos brillo, o gloss.

-Antes de salir: abrimos la puerta del freezer o congelador y ponemos la cara de frente allí unos segundos. Esto fijará el maquillaje y nos hará lucir más descansadas.

O nos aplicaremos fijador en spray para el cabello, muy sutilmente y a una distancia de al menos 30 centímetros del rostro, también para fijar el arreglo.

Y ya estamos listas para ir a una fiesta o al trabajo y ser las más lindas de todas.

UN MAQUILLAJE PARA LA NOCHE

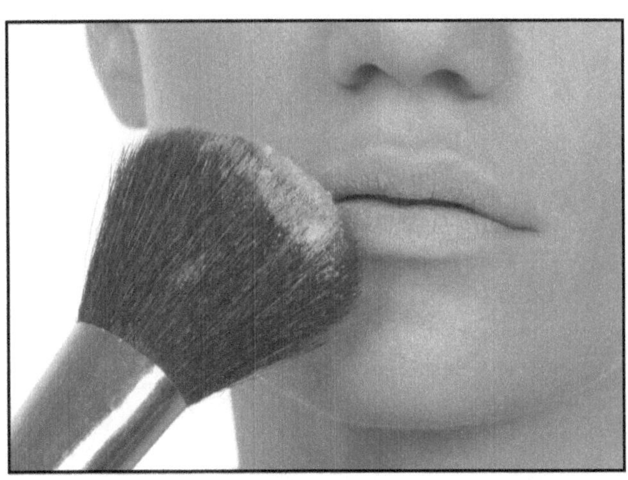

UN MAQUILLAJE PARA LA NOCHE

Por supuesto, las técnicas para vernos más lindas cambian si pensamos en un arreglo para el día o en un arreglo para la noche, ya que a la luz de la luna (o de los focos coloreados de un local nocturno) los colores cambian, los tonos se oscurecen y nuestra belleza debe ser explotada de otra manera.

Más brillo, más dramatismo, más color, lo que el día esconde en la noche está permitido. Por eso, dedicaremos este capítulo a develar los últimos tips en maquillaje nocturno y ¡a bailar!

Actualmente las tendencias en maquillaje están marcadas, para las salidas nocturnas, a bailar o a fiestas, en darle mucho brillo y dorado al rostro.

Acá van una serie de tips que hoy están de moda en los maquillajes nocturnos. Acentuar los ojos sobre todo lo demás es el último grito, para esto las pestañas postizas están de última moda y para aquellas que tienen la suerte de tenerlas largas y arqueadas, la máscara para pestañas para acentuarlas es lo mejor.

IDEAS PARA UN MAQUILLAJE DE NOCHE

-Colocar base con brillo en el rostro y agregar un poco de rubor rosa muy clarito para darle cierto sonrojo a las mejillas.

-Luego pegar las pestañas postizas como indicamos en el capítulo correspondiente y acentuar la línea del ojo con una sombra oscura. Para dar más dramatismo a los ojos colocaremos la sombra (negra u oscura) en la esquina del ojo formando una especie de triángulo que se va difuminando a medida que entra hacia el ojo. Las sombras en crema son las más recomendadas porque se difuminan con mayor facilidad y los colores, a la vez, pueden ser más intensos.

-Por último, maquillar los labios con colores dorados o con mucho brillo y preferiblemente con un pincel para una mejor aplicación.

CONVERTIR UN MAQUILLAJE DIURNO EN UNO NOCTURNO

Nos han invitado a una fiesta a la salida del trabajo y no tenemos tiempo para pasar por casa a cambiar de make up. Si no hay mucho tiempo para convertir el maquillaje que llevamos durante el día en un atractivo maquillaje nocturno solo tenemos que seguir los siguientes tips para hacerlo rápida y efectivamente:

-Agregar un poco de sombra de ojos más oscura en la esquina más saliente del ojo o justo en el pliegue del párpado para darles más dramatismo a los mismos.

-Podemos usar esa misma sombra negra u oscura para hacer una línea alrededor del ojo, delineándolo pero con un trazo más grueso que con el delineador de ojos.

-Con un polvo translúcido pero con un toque brillante damos brillo a la cara en el área de los pómulos y un poco en la nariz, mentón, frente, los hombros y el escote.

-Una pintura de labios en rojo intenso siempre le agregará un toque dramático y nocturno a nuestra apariencia sobre todo si estamos vestidas de negro.

-Es mejor evitar el blush o rubor. Agregar más color a las mejillas no es precisamente un look adecuado para la noche.

-Luego de una noche glamorosa, por más que volvamos tarde y cansadas, debe retirarse todo el maquillaje antes de ir a la cama. Un cutis limpio permanecerá rozagante al otro día.

10 ERRORES QUE DEBEMOS EVITAR A LA HORA DEL MAQUILLAJE

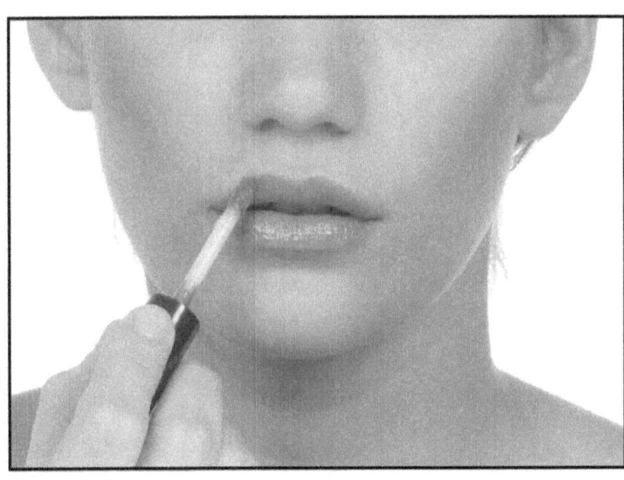

10 ERRORES QUE DEBEMOS EVITAR A LA HORA DEL MAQUILLAJE

Si usamos cosméticos y maquillajes, con el esfuerzo de tiempo y dinero que eso implica, es con un fin determinado y casi obvio: ponernos más lindas. Pero no siempre lo conseguimos: pequeños errores pueden resultar fatales, desvirtuar el objetivo y conseguir el efecto contrario.

A veces la falta de información sobre qué no hacer a la hora de aplicarnos maquillaje puede hacer que caigamos en errores perfectamente evitables. Y, lamentablemente, nadie nos va a decir por la calle ni en el trabajo que nuestro arreglo nos queda mal. Sólo nosotras, frente al espejo y con la ayuda de los consejos de los especialistas, podremos elucidar cuáles son los errores en los que caemos y así evitarlos.

A continuación va una lista de los problemas más comunes que afectan el resultado de un maquillaje perfecto.

ERROR 1: UNA PIEL DEMASIADO BRILLANTE

Hemos pasado media hora frente al espejo y hemos quedado conformes con lo que vemos ahí. No obstante, nuestra piel comienza a brillar al poco rato.

En este caso, el error se encuentra en la elección de la base. Seguramente, estamos usando una base de maquillaje aceitosa. Por más que nos duela debemos descartarla para comprar una con efecto mate.

Para reforzar el efecto, no olvidar aplicar un poco de polvo volátil para eliminar cualquier posible brillo restante.

ERROR 2: PARECEMOS UNA MUÑEQUITA DE PORCELANA ANTIGUA

Acá seguramente estamos frente a un caso de abuso del rubor. Recordemos siempre que la idea no es parecer afiebradas ni tampoco muñecotas, por eso debemos aprender a tratarlo con mucho respeto y economizar su uso. Lo mejor es aplicarlo al final del maquillaje. Se trata del último recurso para quedar perfectas, aunque puede ser utilizado letalmente y arruinar todo lo conseguido hasta el momento. El procedimiento: antes de apoyar la brocha sobre la piel conviene soplarla para eliminar todo exceso de polvo. Y, por supuesto, aplicarla con cuidado en las zonas adecuadas y esfumar cuidadosamente.

ERROR 3: QUEDAMOS PINTADAS COMO UNA PUERTA DE FERRETERÍA

Seguramente cometimos el error de maquillarnos en un baño, con luz artificial, y a la hora de salir a la calle se nota que hemos cometido un exceso. Y la ausencia de luz natural puede resultar fatal a la hora de maquillarse. La falta de luz provoca que nos apliquemos más de todo, especialmente, de rubor.

El único remedio posible para este problema es sencillo, maquillarnos en un ambiente con luz natural y aprender a esfumar correctamente el rubor, las sombras y los delineados.

Y, ante la duda, recordar que, en maquillaje, menos es más. Es decir, vale más correr el riesgo de llevar poco maquillaje y lucir naturales (aunque se nos haya escapado la corrección de algún defectito, o no hayamos resaltado todo lo posible nuestros pómulos) que parecer un papagayo.

ERROR 4: NUESTRAS PESTAÑAS SON UN PEGOTE NEGRO

Esto sucede cuando el cepillo se impregna demasiado de máscara y todo el excedente queda adherido en las pestañas.

La solución es muy simple: cada tanto tenemos que limpiar nuestro cepillito para pestañas, para que no queden pegotes. El cepillo limpio, además, hará que las pestañas se separen y abran, lo que dará más vivacidad y luz a la mirada.

ERROR 5: NOS OLVIDAMOS DE LAS CEJAS

Nos maquillamos con talento y minuciosidad y quedamos perfectas, pero nos olvidamos de las cejas. Y ellas son parte de nuestra cara. Unos ojos bien maquillados necesitan un marco que los favorezca. Unas cejas prolijas y con forma le otorgan expresión a la mirada. Ya vimos anteriormente cómo, según la forma que se le dé con el depilado, se generan distintos efectos.

La solución a este problema es simple: las depilaremos eliminando poco a poco los pelos sobrantes que caen sobre el párpado y dándoles una forma más o menos arqueada, según nuestro rostro. Luego, las peinaremos y, por último, en el caso de que nuestras cejas sean poco pobladas, las maquillaremos levemente con un delineador del mismo tono del cabello. O, inclusive, aplicándole un poquito de sombra para párpados de tonos oscuros, y esfumándola.

ERROR 6: HEMOS APLICADO UNA BASE EN EXCESO OSCURA

A todas nos gusta que nuestra piel tenga un saludable tono bronceado, pero, a veces, nos excedemos y no notamos que en otoño o en invierno nuestra piel está más clara y, si aplicamos una base demasiado oscura, parecerá que nos hemos puesto una máscara.

La única forma de que la base nos favorezca es utilizar un tono que armonice con el de nuestra piel. Y este varía, claro, según la época del año, con lo que es conveniente tener una base más clara para el invierno y otra de tono más subido para la época en que estamos bronceadas.

ERROR 7: UNA MIRADA DURA Y FRÍA

Nos encanta delinearnos los ojos y lo hemos hecho con una línea rígida por todo el borde del ojo, con lo que parecemos el protagonista de "La naranja mecánica".

Una línea ascendente sobre el párpado superior, si queremos un buen efecto, es suficiente. Y en el caso de que queramos insistir con el párpado inferior, la mejor opción es dibujar una pequeña línea sobre la esquina externa del ojo. Y llevarla, tenuemente, hacia adentro.

ERROR 8: DEMASIADAS SOMBRAS

Las sombras de colores, como rosas, lilas, azules, verdes, resultan un verdadero peligro en manos de inexpertas en maquillaje. Podemos cometer errores, como cubrir la totalidad del párpado con una sombra en esos tonos y, así, parecernos más a un payaso que a la mujer sexy que tenemos dentro y pretendemos sacar a la luz.

Para resolver esto debemos recordar que las sombras deben sombrear, no colorear. Y, ante la duda, es preferible utilizar colores neutros como los rosados, los tostados o grises.

ERROR 9: NO HEMOS EMPAREJADO

¿Existe una gran diferencia entre el tono de la cara y el cuello? Puede deberse a dos razones: elegiste un tono de base más oscuro que el de tu piel o no hemos esfumado y fundido lo suficiente el maquillaje. Para evitar esto, siempre es necesario prestar mucha atención al nacimiento del pelo, a la zona por debajo de la nariz, y a las orejas cuando aplicamos la base de maquillaje, además de difuminar correctamente con una esponja.

ERROR 10: COMBINAR DEMASIADOS COLORES

Si usamos rosa para el rouge, ciruela para los pómulos, sombra en tonos verdes y encima combinamos con una camisa amarilla, va a parecer que un pintor loco nos atacó por el camino.

A la hora de maquillarnos resulta imprescindible considerar qué colores de ropa vas a usar y el tono del esmalte de uñas. En algunos casos, será mejor directamente elegir colores neutros: negro, gris, marrón o blanco que combinan con todo.

TIPS PARA QUE NUESTROS COSTOSOS PRODUCTOS COSMÉTICOS DUREN MÁS

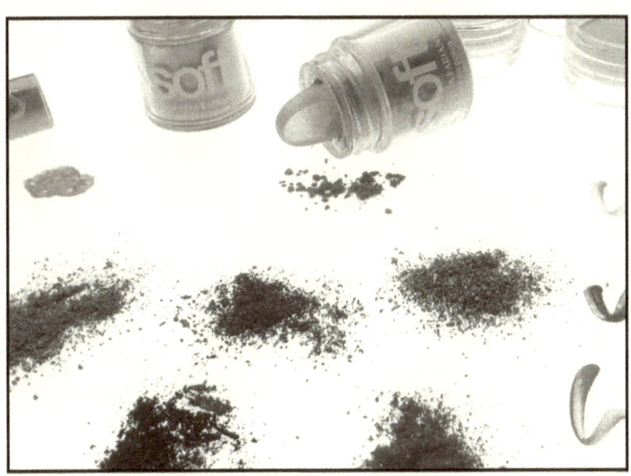

TIPS PARA QUE NUESTROS COSTOSOS PRODUCTOS COSMÉTICOS DUREN MÁS

Nosotras sabemos que los maquillajes y artículos para uso cosmético que preferimos tienen, por lo general, un costo alto. Y, a veces, hemos conseguido esa sombra de ese tono que nos gusta tanto, o ese rouge que no hemos visto en ningún otro lado y tanto nos costó... Por todo esto es importante conseguir que nuestros cosméticos duren la mayor cantidad de tiempo posible, sin estropearse. Aquí, una serie de pequeños consejos:

-Mantener los cosméticos lejos de las fuentes de calor (en veranos muy tórridos hasta es aconsejable guardarlos en la heladera) y cerrar bien los envases tras su uso.
-A la hora de lavar brochas, esponjitas y pinceles, hacerlo con un shampoo neutro y dejarlas secar al aire libre.

-No comprar, en lo posible, las cremas y bases de maquillaje en envases muy grandes, ya que tienen fecha de vencimiento y a veces podemos vernos en la obligación de tirarlas sin haberlas terminado.

-Cuanto mayor sea el contacto que el producto tenga con el aire, antes perderá sus propiedades y dejará de actuar como debiera. En este sentido, las cremas en tubo o con dispensadores no solo resultan más duraderas sino que también son más higiénicas.

-Una buena alternativa para que la base de maquillaje cunda más es mezclarla con unas gotitas de crema hidratante. Además, conseguirá facilitar su aplicación e hidratar la piel.

-Aplicando las sombras con un pincel húmedo ayudaremos a prolongar su uso y obtendremos un efecto más uniforme, pudiendo entonces generar efectos de volumen y sombreados más fácilmente que si lo hacemos con la yema del dedo.

-Para evitar la rotura de la mina de los lápices de ojos y delineadores de labios, se recomienda introducirlos en el congelador antes de utilizar el sacapuntas (que debe ser de los específicamente diseñados para uso en cosmética).

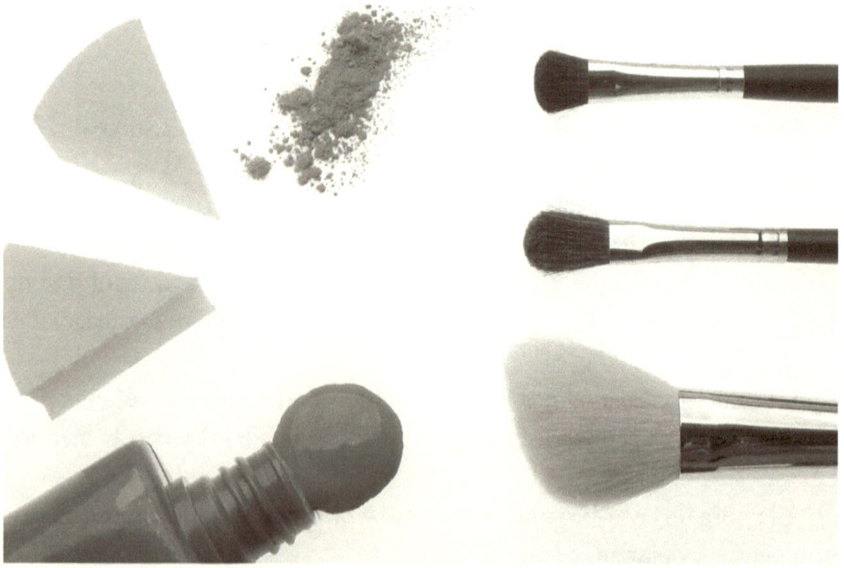

-Para economizar, al corrector podemos colocarlo en la mano y mezclarlo con algunas gotitas de la base de maquillaje utilizada sobre el rostro. Esto ayuda también a obtener un tono más natural y uniforme.

-En cuanto a la máscara de pestañas, no olvidemos eliminar el exceso de producto en la boca del envase antes de aplicarlo. Si le añadimos unas gotitas de aceite de almendras conseguiremos duplicar su rendimiento.

-Una de las mejores formas de aprovechar totalmente las barras de rouge es utilizando un pincel para la aplicación del color. Así, no solo podremos utilizar el lápiz labial hasta la última gota sino que, además, el producto quedará perfectamente distribuido.

-Es recomendable adquirir brochas de calidad, que sean suaves al tacto. Para conservarlas en buen estado, deben ser lavadas regularmente. La forma más efectiva es haciéndolo con un shampoo neutro y dejándolas secar al aire y en posición horizontal.